Mª Isabel García Domingo

# Relevancia clínica de micrometástasis linfáticas en cáncer colorrectal

Mª Isabel García Domingo

# Relevancia clínica de micrometástasis linfáticas en cáncer colorrectal

## Determinación de citokeratina 20 mediante inmunohistoquimia y PCR (reacción en cadena de la polimerasa)

PUBLICIA

**Impressum / Aviso legal**
Bibliografische Information der Deutschen Nationalbibliothek: Die Deutsche Nationalbibliothek verzeichnet diese Publikation in der Deutschen Nationalbibliografie; detaillierte bibliografische Daten sind im Internet über http://dnb.d-nb.de abrufbar.


Información bibliográfica de la Deutsche Nationalbibliothek: La Deutsche Nationalbibliothek clasifica esta publicación en la Deutsche Nationalbibliografie; los datos bibliográficos detallados están disponibles en internet en http://dnb.d-nb.de.


Coverbild / Imagen de portada: www.ingimage.com

Verlag / Editorial:
PUBLICIA
ist ein Imprint der / es una marca de
OmniScriptum Publishing Group
Contact: ICS Morebooks! Marketing SRL, 4, Industriala street, 3100 Balti, Republic of Moldova
Email / Correo Electrónico: info@omniscriptum.com

Herstellung: siehe letzte Seite /
Publicado en: consulte la última página
**ISBN: 978-3-8416-8427-1**

Zugl. / Aprobado por: Barcelona, Universidad Autónoma (UAB)

# ÍNDICE

# INTRODUCCIÓN

El cáncer colorrectal es una enfermedad común y potencialmente letal. Constituye la segunda causa de mortalidad asociada a cáncer en el hemisferio occidental. El cáncer colorrectal es el tumor más frecuente en nuestro medio considerando la globalidad de hombres y mujeres (25.600 nuevos casos al año en España).

De los estudios epidemiológicos se deduce que los factores dietéticos pueden proteger o bien favorecer el desarrollo de esta enfermedad. La ingesta abundante de grasa es la asociación positiva más constante y la ingesta de fibra el factor con la relación inversa más constante en la incidencia del cáncer de colon.

En el desarrollo del cáncer colorrectal parece haber una transformación histológica progresiva. En el epitelio colónico normal se desarrollan pequeños adenomas que se convierten en adenomas de mayor tamaño y sobre éstos asientan finalmente los carcinomas. En esta serie de acontecimientos se encuentran involucrados con frecuencia la mutación de dos clases de genes, los genes supresores y los protooncogenes.

El cáncer colorrectal puede ser curado mediante tratamiento quirúrgico si éste es aplicado de forma precoz. A pesar de los esfuerzos realizados para detectar el cáncer colorrectal de forma incipiente, la supervivencia a los cinco años oscila alrededor del 60%. Más del 50% de los cánceres colorrectales se diagnostican cuando la enfermedad afecta a los ganglios linfáticos regionales o a estructuras a distancia.

Tras la resección quirúrgica, es importante conocer aquellos factores que juegan un papel relevante en el pronóstico de esta enfermedad que nos permitan estimar la supervivencia de los pacientes con neoplasia colorrectal y diseñar protocolos terapéuticos complementarios a la cirugía. La clasificación de Dukes, utilizada desde hace casi 60 años, aún permanece como la clasificación más utilizada en la práctica diaria para estimar la supervivencia de estos pacientes.

Esta clasificación se basa en la profundidad del proceso tumoral respecto a la pared intestinal y en la existencia o no de afectación de ganglios linfáticos y/o metástasis a distancia. Varios han sido los intentos de mejorar la clasificación y reagrupación de diferentes factores pronósticos y de supervivencia del cáncer colorrectal, pero a pesar de los esfuerzos, no se ha conseguido mejorar los resultados obtenidos con la clasificación de Dukes.

Muchos trabajos han demostrado que entre los factores pronósticos, los factores independientes más importantes son la afectación de los ganglios linfáticos y la presencia de metástasis a distancia. Por este motivo, el estudio histopatológico de la pieza de resección, es parte importante de la definición del estadio tumoral de cada paciente. Los ganglios linfáticos se procesan incluyéndolos en bloques de parafina, aplicando posteriormente la tinción de hematoxilina- eosina. El estudio de las tinciones al microscopio, revelará la presencia o no de metástasis ganglionares.

La supervivencia a los cinco años de los pacientes sin afectación ganglionar oscila entre el 70 y el 80%, mientras que, en los pacientes con ganglios positivos, ésta es de un 40%. Un 30% de los pacientes con ganglios negativos en el momento de la cirugía, desarrollan metástasis o recidivas locales de su enfermedad. Esto hace pensar que el estudio histopatológico convencional deja de detectar pequeños focos metastásicos que pudieran ser responsables del desarrollo de la enfermedad en estos pacientes, a los que a priori, les corresponde un buen pronóstico.

En la última década se han desarrollado nuevas técnicas con el objetivo de identificar extensión de la enfermedad de menor tamaño. Dichas técnicas permiten detectar pequeñas metástasis (micrometástasis) o incluso células tumorales aisladas en varios tejidos (ganglio linfático, médula ósea o sangre periférica). Sin embargo, con el desarrollo tecnológico, lo que parece haber sucedido es que el umbral de la detección ha superado el umbral del conocimiento clínico: ignoramos si la mera presencia de enfermedad en tan poca cuantía tiene significación clínica, o si es un factor pronóstico de la misma. Entre los estudios publicados hasta el momento, hay resultados a favor y en contra del valor pronóstico de la identificación de micrometástasis en pacientes afectos de cáncer colorrectal. Son pocos los trabajos prospectivos con seguimiento clínico a largo plazo en los que se haya investigado la correlación micrometástasis y recidiva de la enfermedad o tasa de supervivencia.

# 1 FUNDAMENTOS

## 1.1 GENERALIDADES SOBRE EL CÁNCER COLORRECTAL

### 1.1.1 Epidemiología y factores de riesgo del cáncer colorrectal

El cáncer colorrectal (CCR) es uno de los de mayor impacto en la población de los países desarrollados, tanto por su frecuencia como por ser causa importante de mortalidad, siendo menos frecuentes en países en vías de desarrollo como Asia y África (1). Se calcula que hay 148.810 nuevos casos (77.250 hombres y 71.560 mujeres) al año de CCR en los Estados Unidos, de los cuales 108.070 son de colon y el resto de recto. Aproximadamente 49.960 norteamericanos mueren cada año por esta enfermedad, lo que supone un 9% de todas las muertes por cáncer (2).

El CCR es el tumor más frecuente en España al considerar ambos sexos, con 25.600 nuevos casos al año. La incidencia del CCR aumenta al año un 2,6%, siendo ésta y la mortalidad en nuestro país, inferiores al promedio de los países europeos (3). En el año 2002 se diagnosticaron en Cataluña 2.609 casos de CCR en varones y 1938 en mujeres, siendo el tercer cáncer en frecuencia entre los varones después del de pulmón y próstata y el segundo entre las mujeres después del cáncer de mama. El envejecimiento progresivo de la población influye en el aumento de la incidencia de esta enfermedad. La edad media del diagnóstico es de 65 años. La razón varón/mujer es de predominio masculino con un valor de 1,7 y la supervivencia relativa es del 50% (4).

Es poco frecuente diagnosticar esta enfermedad antes de los 40 años en el caso del cáncer colorrectal esporádico. Su incidencia aumenta significativamente a partir de los 50 años, siendo ésta más elevada en pacientes con condiciones específicas hereditarias que predisponen al CCR (5).

La mortalidad atribuida al CCR ha ido disminuyendo progresivamente desde mediado de los 80 a pesar de ser una enfermedad de elevada incidencia. Ello es debido a la detección precoz de la enfermedad y la utilización de tratamientos más efectivos como la terapia adyuvante, la quimioterapia, la neoadyuvancia en el cáncer de recto y la escisión total del mesorrecto. Esto hace que países como los Estados Unidos tengan unas tasas globales de supervivencia a los cinco años del 61 % en pacientes tratados, incluyendo todos los estadios (6).

El desarrollo de CCR viene determinado por la conjunción tanto de factores ambientales como genéticos. Entre los factores de riesgo ambientales con impacto negativo en el desarrollo del CCR cabe considerar:

- *Enfermedad inflamatoria intestinal* - La relación entre la colitis ulcerosa y CCR está bien documentada, siendo los factores más relevantes la duración de la enfermedad inflamatoria y la extensión de ésta. La pancolitis confiere un incremento de 5 a 15 veces mayor riesgo respecto a la población general y el colon izquierdo presenta tres veces más riesgo relativo que el derecho (7). De la misma manera la pancolitis en la Enfermedad de Crohn parece asociarse a mayor riesgo de CCR (8, 9). La inflamación sistémica del colon es por sí un factor de riesgo para el desarrollo del cáncer y posiblemente esto explique el efecto protector de la aspirina y los anti-inflamatorios no esteroideos (AINES).

- *Diabetes Mellitus* - Cada vez hay mayor evidencia de que la diabetes puede ser un factor de riesgo para el desarrollo del CCR (10). Una posible explicación es la hiperinsulinemia ya que la insulina es un importante factor de crecimiento para las células de la mucosa colónica y estimula el crecimiento tumoral.

- *Tabaco* – El consumo del tabaco se ha relacionado tanto con el desarrollo de pólipos adenomatosos, como con el aumento de la incidencia del CCR y mortalidad (11).

- *Alcohol* – Se ha descrito una asociación entre el consumo de alcohol y el desarrollo de CCR en varios estudios (12). El mecanismo parece ser la interferencia con la absorción del folato por parte del alcohol y la disminución de la ingesta de folato en este tipo de pacientes.

- *Colecistectomía* – Aunque en la bibliografía existen datos contradictorios, varios meta-análisis han confirmado la relación entre la colecistectomía y el desarrollo de cáncer de colon derecho (13).

- *Obesidad* – Estudios de cohortes prospectivos muestran la relación de la obesidad con un riesgo de aproximadamente 1.5 veces de padecer CCR en relación a la población con IMC (índice de masa corporal) entre 18 y 35 $kg/m^2$ (12, 14).

- *Otros factores con impacto negativo* – Entre ellos se encuentran la enfermedad coronaria, las anastomosis uréteró-cólicas, la irradiación pélvica, el antecedente de radiación prostática, consumo elevado de carnes rojas o muy procesadas y el consumo de cafeína.

Entre los factores ambientales con efecto protector sobre el desarrollo del CCR contamos con:

- *Dieta* – Muchos estudios epidemiológicos destacan el efecto beneficioso del aporte de fibra, frutas y verduras en la dieta y la presencia de CCR (15, 16). La significación del bajo aporte de fibra, vegetales y fruta se ha puesto en cuestión por la aparición de resultados contradictorios obtenidos de amplios estudios observacionales y de trabajos aleatorizados con resultados negativos (17). Respecto al consumo de carne roja y grasas animales hay trabajos que apoyan ambas tesis, unos han podido demostrar una relación entre el consumo de estos elementos y la aparición de CCR (18, 19) y pero otros no (20).

- *Aspirina y anti-inflamatorios no esteroideos (AINES)* - Existe evidencia suficiente del efecto protector contra el desarrollo del CCR de estos dos elementos (21, 22) sin embargo hay que tener en cuenta los posibles efectos adversos derivados de la utilización crónica de los mismos.

- *Calcio* – Aunque existen estudios controlados que evalúan la eficacia de los suplementos de calcio oral en la prevención de la recurrencia de adenomas colorrectales, la revisión Cochrane del 2008 afirma que no existe evidencia para recomendar el uso generalizado de suplementos de calcio en la prevención del cáncer colorrectal (23).

- *Actividad física* – Existen estudios observacionales suficientes que sugieren que la actividad física regular parece asociarse como factor protector del CCR (24), no se conoce el mecanismo subyacente y no parece haber estudios que investiguen específicamente la influencia de la actividad física sobre la prevención de esta enfermedad.

- *Otros factores* – Existen otros factores con relevancia dudosa para los que no se ha establecido un nivel de evidencia suficiente sobre su papel protector en el desarrollo del cáncer de colon, entre ellos encontramos: el uso de suplementos de ácido fólico, la vitamina B6 y otros complejos vitamínicos, el magnesio, el uso de estatinas, anti-oxidantes, los ácidos grasos omega-3, la terapia hormonal sustitutoria en la menopausia y el ajo.

### 1.1.2 Etiología y patogénesis

La patogenia de esta enfermedad obedece a complejas interrelaciones entre la genética del individuo y su entorno medioambiental.

Se postula que la mayoría de CCR se origina a partir de pólipos adenomatosos displásicos que pierden su mecanismo normal de autorregulación. En condiciones normales, las células de la mucosa colónica están en constante renovación. La línea celular más superficial se va descamando a la luz intestinal mediante un proceso de exfoliación y apoptosis y debe ser reparada constantemente. La proliferación celular se produce en la base de la cripta y las células se desplazan hacia las capas más superficiales, durante este proceso las células dejan de proliferar y finalmente se diferencian en células de mucosa colónica. Cuando los adenomas aumentan de tamaño y se vuelven displásicos, este orden natural se altera y en su crecimiento descontrolado pueden llegar a ser potencialmente invasivos. Ésta es la llamada secuencia adenoma-carcinoma observada inicialmente por Dukes en 1926 (25) y revalidada posteriormente por Jackman y Mayo en 1951 (26).

La hipótesis que el carcinoma invasivo se desarrolla a partir de lesiones precancerosas se basa en observaciones de estudios anatomo-patológicos, epidemiológicos y datos clínicos de trabajos observacionales que se exponen a continuación:

- Los carcinomas incipientes asientan frecuentemente sobre lesiones polipósicas de gran tamaño y también con frecuencia, los carcinomas se encuentran rodeados de áreas adenomatosas.

- Tanto los adenomas como los carcinomas se encuentran en proporciones similares a lo largo de todo el tracto colónico. Los adenomas se observan unos 10 a 15 años antes de la aparición de la lesión cancerosa tanto en los casos de cáncer esporádico como familiar.

- Estudios controlados han demostrado que es posible reducir la incidencia del CCR con la resección endoscópica de las lesiones polipoideas (27).

### 1.1.3 Biología molecular del cáncer colorrectal

La biología molecular del CCR abarca una amplia variedad de aspectos que comprende desde la carcinogénesis tumoral hasta la aplicación del tratamiento a este tipo de neoplasia. El conocimiento de las alteraciones genéticas en el cáncer colorrectal ha ido paralelo al desarrollo de técnicas para el estudio del genoma. Una de las técnicas que más ha facilitado este estudio ha sido la conocida como PCR (del inglés *Polimerase Chain Reaction*), con ella se identifican fragmentos de ADN o ARN presentes en una muestra en cantidades ínfimas, pues se trata de una técnica altamente sensible, pudiendo llegar a detectar una anomalía presente entre $10^5$ células normales.

#### 1.1.3.1 Modelos de oncogénesis

El cáncer colorrectal brinda un buen modelo para el estudio de las alteraciones genéticas implicadas en su desarrollo. El hecho de poseer una secuencia adenoma-carcinoma y la fácil accesibilidad al colon y a la toma de muestras mediante la endoscopia, han permitido desarrollar varias líneas de investigación sobre el estudio de los cambios genotípicos que van desde la mucosa normal hasta el cáncer invasivo. La existencia de formas de CCR hereditarias, asociadas o no a poliposis ha permitido desarrollar una hipótesis genética en el proceso de la carcinogénesis colorrectal.

Cambios genéticos específicos son los que gobiernan la transformación del epitelio colónico normal hacia un epitelio con capacidad invasiva. Esto llevó en 1990 al planteamiento de las bases moleculares del CCR como un proceso secuencial de alteraciones genéticas. Esta secuencia confería a células del epitelio colónico un crecimiento acelerado en el que sucesivamente la mucosa pasa por la hiperplasia, adenoma, cáncer in situ y finalmente a cáncer invasor (28). Este modelo molecular precisa de mutaciones en líneas germinales o somáticas para determinar la transformación maligna. En estudios posteriores se ha demostrado que además que una secuencia de alteraciones, lo que determina el comportamiento biológico del tumor es la acumulación de dichas mutaciones (29). Las mutaciones en líneas germinales son las determinantes de los síndromes hereditarios mientras que los CCR esporádicos son el resultado del acúmulo de mutaciones somáticas.

### 1.1.3.2 Oncogenes relacionados con el cáncer colorrectal

Si consideramos el cáncer como una transformación anormal de la división y crecimiento celular, ésta puede producirse por el estímulo de determinados genes – oncogén activado – o por defecto de los mecanismos reguladores o supresores – gen supresor inactivado-. En los dos casos el resultado es la transformación neoplásica.

Las mutaciones puntuales ocurridas al azar no explican completamente todas las alteraciones genéticas, por ello se ha propuesto que la desestabilización del genoma es un requisito indispensable para la génesis tumoral. El mecanismo más frecuente de inestabilidad del ADN involucra la pérdida de alelos (delecciones), translocaciones, metilaciones, sobreexpresión y amplificaciones de los cromosomas. Estos cambios tienen dos tipos de consecuencias a nivel de genética molecular:

- Inestabilidad cromosómica (INC), el resultado de la mutación es la ganancia de una función. Esta función puede ser el resultado de la activación de oncogenes que promuevan el crecimiento celular o la disminución de la actividad de genes supresores o de mecanismos de apoptosis. En cualquier caso, el resultado es un aumento de la actividad funcional.

- Cambios en la metilación del ADN pueden desembocar en una falta de transcripción y por lo tanto en la falta de expresión de determinados genes.

A continuación, se expondrán las alteraciones genéticas más relevantes en el CCR (Tabla 1):

***Oncogenes*** – Los oncogenes son genes que participan en la regulación del crecimiento celular y del ciclo celular. Una mutación en un oncogén lleva a una activación del gen y por lo tanto a un crecimiento celular descontrolado. Los oncogenes implicados en el CCR esporádico son: *ras, src, c-myc y c-erbB2 (HER2/neu)*, de estos el más importante es el ras.

- *Ras* – El oncogén ras existe como tres variantes celulares, *H-ras*, *K-ras*, *N-ras*. La variante más frecuentemente implicada en el CCR es el *K-ras*. La importancia de este oncogén estriba en que en estudios experimentales en ratones con mutaciones en el *K-ras*, la sustitución o eliminación de éste oncogén mutado comporta una pérdida de la capacidad de crecimiento tumoral (30). Los oncogenes *ras* codifican proteínas celulares homólogas a la proteína G que regulan la activación del ciclo celular. La mutación del *ras* produce una resistencia de estas proteínas a la hidrólisis de GTP lo que se traduce en una actividad constante de la GTP. Las mutaciones del oncogén *ras* se encuentran aproximadamente en el 50% de los CCR esporádicos y en el 50% de los adenomas colónicos mayores de 1 cm. El hecho que esta mutación no se observe en adenomas de menor tamaño hace pensar que la mutación del oncogén se adquiera durante el desarrollo de adenomas de gran tamaño (31, 32).

***Genes supresores del crecimiento tumoral*** – La actividad normal de estos genes comprende la inhibición del ciclo celular. Cuando estos genes desaparecen o no funcionan correctamente, se pierden los mecanismos de regulación celular y se produce un crecimiento celular desenfrenado. A nivel celular, estos genes funcionan de forma recesiva, esto es, la función de la proteína que codifican se pierde sólo cuando las dos copias (alelos) del gen están inactivadas por delecciones, mutaciones, reordenamientos, etc. Mutaciones de genes supresores asociadas a delecciones cromosómicas son: *5q, 18q y 17q*.

- *Gen APC* – Este es el gen supresor con más relevancia en el origen del desarrollo del CCR. Mutaciones somáticas en ambos alelos están presentes en el 80% de los

CCR esporádicos y una única mutación en la línea germinal de este gen es la responsable de la poliposis familiar adenomatosa (PAF). Este gen se encuentra ubicado en el cromosoma *5q21*.

- *P53* – Gen ubicado en el cromosoma *17p* y es el gen con más mutaciones en el cáncer humano. Codifica una proteína que activa a otros genes inhibidores del crecimiento celular. Cuando una célula sufre un daño en su ADN o bajo situaciones de estrés como por ejemplo la hipoxia, entra en una fase de inactividad inducida por la activación del *p53*. Este gen una vez activado, induce una serie de respuestas que limitan el crecimiento celular como el envejecimiento celular, la apoptosis o la diferenciación. Estas respuestas las consigue alterando la transcripción de una serie de elementos diana que a su vez actúan sobre otros genes. Gracias a este papel "controlador" se le ha denominado "el guardián del genoma humano" (33). Se ha observado que los pacientes con tumores que poseen la mutación del *p53* tienen peor pronóstico y menores tasas de supervivencia.

- *Delección del cromosoma 18q* – Se trata de una delección muy frecuente que se puede encontrar hasta en más del 70% de los CCR esporádicos y en más del 47% de adenomas de gran tamaño que poseen focos de adenocarcinoma (34). Este gen fue denominado inicialmente DCC (delección del cáncer cólico) y posteriormente se identificó en el cromosoma *18q21*.

***Genes de reparación de la replicación del DNA ("mismatch repair" MMR)*** – A esta clase pertenecen los genes responsables de la corrección durante la replicación, de las bases de nucleótidos mal ubicadas en las cadenas de ADN. Entre ellos se encuentran los genes responsables de la susceptibilidad al cáncer colorrectal hereditario no asociado a poliposis (CCHNAP) que se ubican en el cromosoma 2p16 (hMSH2) (40-50%) y en el cromosoma 3p21-23 (hMLH1) (30-40%). La falta de expresión de los genes MMR también puede identificarse en un 15% de los CCR esporádicos.

**Tabla 1.** Mutaciones genéticas asociadas al incremento de riesgo de cáncer colorrectal.

| Síndrome / Enfermedad | Gen responsable | Forma de adquisición |
|---|---|---|
| PFA | APC | Línea germinal (hereditario) |
| CCHNAP (Sd. de Lynch) | MMR<br>hMSH2<br>hMLH1<br>hMLH1<br>hPMS1<br>hPMS2<br>hMSH3<br>hMSH6 | |
| CCR esporádico | Genes supresores tumorales<br>P53<br>DCC<br>APC<br>Oncogenes<br>Myc<br>Ras<br>Src<br>erbB2<br>Genes MMR (cambios epigenéticos) | Somática (adquirida) |

PFA: poliposis familiar adenomatosa; APC: gen de la poliposis colónica adenomatosa
DCC: gen de la delección en cáncer colorrectal; CCHNP: cáncer colónico hereditario no polipósico; MMR: genes de reparación de la replicación del DNA ("mismatch repair" MMR)

### 1.1.3.3 Cáncer colorrectal esporádico y hereditario

Las mutaciones genéticas pueden ser heredadas o adquiridas. Cualquier mutación que acontece antes o en el momento de la fertilización del óvulo, afectará a la línea germinal y puede ser transmitida de padres a hijos. Si la mutación se produce de forma espontánea en el esperma, ovocito o cigoto, los padres de la persona con la mutación no manifestarán fenotípicamente el cáncer, pero la descendencia futura sí puede heredar la mutación de novo. Lo más frecuente es que se produzca una mutación puntual en una célula durante el desarrollo o crecimiento de un tejido u órgano, este es el caso de la mutación somática. Como estas mutaciones suelen conceder una predilección proliferativa a la célula que la contiene, se produce la clonación de la misma.

Teniendo en cuenta estas dos formas de mutaciones, clasificamos el CCR en hereditario y esporádico:

- *CCR esporádico* – No existe historia familiar y constituye alrededor del 70% de los CCR diagnosticados, siendo la forma más frecuente. Se diagnostican a partir de los 50 años de edad y los factores ambientales y dietéticos son los más implicados. Se cree que un cúmulo progresivo de mutaciones somáticas subyace en este tipo de enfermedad.

- *CCR hereditario* – Supone menos del 10% de los pacientes afectos de CCR. En este grupo existe una predisposición hereditaria a desarrollar la enfermedad. Todas las entidades citadas a continuación poseen un elevado riesgo de desarrollo de CCR y en algunas de ellas se conoce la mutación del gen responsable de su desarrollo que suele afectar a una línea germinal:

    - La enfermedad con poliposis es la llamada Poliposis Familiar Adenomatosa (PFA) (35) y los síndromes de poliposis hamartomatosa (ej.: Síndrome de Peutz –Jeghers o poliposis juvenil) (36).

- Entre las entidades que cursan sin poliposis se incluyen los CCR hereditarios no polipósico como el CCHNAP y síndrome de Lynch (37).

- *Cáncer colorrectal familiar* – Incluye el 25% de los casos y se da en pacientes con historia de CCR en la familia, pero cuyo patrón no es concordante con uno de los síndromes citados anteriormente. Los miembros de estas familias tienen un riesgo elevado de padecer la enfermedad, aunque éste no es tan alto como el de los síndromes hereditarios.

#### 1.1.3.4 Mecanismos moleculares de la metástasis tumoral y angiogénesis

El desarrollo de metástasis consiste en una serie de pasos secuenciales y encadenados que las células tumorales deben seguir (38):

- *Desconexión de las adhesiones del medio intracelular y separación de las células del tumor primario* – Para el desprendimiento celular por parte del tumor es necesario que haya una disolución de las adhesiones intracelulares, las cuales son básicas para mantener la integridad de los tejidos epiteliales, la polaridad y diferenciación celular. Estas adhesiones están formadas principalmente por la E-caterina/complejo caterina. Las moléculas de adhesión celular (MAC) son proteínas de la superficie celular que se clasifican dentro de familias de proteínas: familia de las inmunoglobulinas, familia de las integrinas y familia de las selectinas.

  La E-caterina es una glicoproteína transmembrana, implicada en la adhesión celular de los epitelios. Su porción extracelular forma uniones intercelulares con la porción extracelular de otra molécula de E-caterina. Su dominio intracelular se une al citoesqueleto de actina por medio de cateninas. Alteraciones del complejo de las E-caterinas/cateninas se asocian con el incremento de invasividad y progresión tumoral. Se ha observado una expresión reducida de α-caterina en el 56% de tumores colorrectales y ello se correlacionaba significativamente con la profundidad de invasión de las metástasis producidas a nivel linfático e hígado (39).

Otras moléculas de adhesión celular importantes son las denominadas ICAM-1 e ICAM-2 pertenecientes a la superfamilia de las inmunoglobulinas y la proteína del gen DCC (delección del cáncer de colon). Las disregulaciones de estas proteínas mediante su pérdida de expresión o alteraciones genéticas provocan una disminución de adhesión y facilitan el desprendimiento de las células tumorales de los tumores sólidos.

- *Escape al mecanismo de apoptosis (anoikis)* – Ciertas células epiteliales y endoteliales inician un fenómeno de apoptosis o destrucción celular programada cuando se desplazan de la matriz extracelular por la pérdida del contacto con la misma mediado por las integrinas. Parece ser que este mecanismo está controlado por las señales de la proteína-kinasa tanto mediante señales positivas como negativas. La anoikis *in vivo* parece prevenir que células desprendidas puedan adherirse de nuevo a las matrices extracelulares y crecer ectópicamente. En las células tumorales se ha observado alteraciones en los mecanismos de adhesión celular, en las integrinas, en las moléculas asociadas a las señales de las integrinas o en reguladores de la apoptosis, todo ello se traduce en una resistencia en el mecanismo de muerte celular programada, lo que favorece el anclaje y la supervivencia independiente de estas células tumorales y por ende el riesgo de diseminación de la enfermedad.

- *Proteólisis de la matriz extracelular* – La matriz extracelular es un denso entramado de colágeno y elastina embebida en un medio viscoelástico compuesto por proteoglicanos y glicoproteínas. La matriz actúa, en condiciones fisiológicas como una membrana selectiva de macromoléculas y juega un papel relevante en la mitogénesis y la diferenciación.

Cuando la célula tumoral se ha individualizado del tumor, debe realizar una proteólisis que degrade la matriz extracelular para poder progresar en su migración e invasión celular. Esta actividad proteolítica está regulada por el balance de enzimas degradadoras, sus activadores e inhibidores. Entre este grupo de enzimas se encuentra el sistema activador del plasminógeno tipo urokinasa. La plasmina activada degrada varias proteínas de matriz como la fibrina, fibronectina y la vitronectina.

Las metaloproteinasas (MMP) son también enzimas importantes en la degradación de proteínas de la matriz extracelular. Se considera que estos enzimas tienen un papel relevante en el desarrollo embriológico, en la remodelación tisular, en la cicatrización de heridas y en las enfermedades inflamatorias. Estas enzimas se sintetizan y secretan de las células como proenzimas. En condiciones fisiológicas normales, las MMPs están controladas por inhibidores endógenos específicos como la α-2-macroglobulina y el TIMP (*Tissue inhibitors of matalloproteinasas*) respectivamente. En enfermedades malignas se considera que las MMPs están sobre expresadas o existe un defecto de expresión del TIMP, lo que conlleva a un aumento de la actividad proteolítica. Además, la activación de las MMPs por la plasmina lleva a una acción sinergística de las metaloproteinasas en la proteólisis de la matriz extracelular y las membranas basales, siendo este un mecanismo crucial para el trasiego de las células tumorales.

- *Movilización de células tumorales a la matriz extracelular*– Tras la proteólisis de la matriz extracelular y las membranas basales, este es un paso primordial para conducir la célula tumoral a constituir una metástasis, ya que permitirá el paso de esta célula a la circulación.

Entre los factores que pueden estimular la migración celular se encuentran:

- El factor de motilidad autocrina (FMA) que actúa como una citoquina. Está sobre-expresado en las células tumorales y estimula su migración mediante la unión a su receptor (R-FMA) localizado en la superficie de la membrana celular.

- La Autaxina que actúa como una ecto/exodifosfodiesterasa que también estimula la motilidad celular.

- Citoquinas mitogénicas secretadas por las células normales capaces de estimular y favorecer la invasión celular metastásica, entre estas sustancias se encuentran el factor de crecimiento fibroblástico (FGF: *fibroblast growth factor*), la interleukina 6 (IL-6) y el factor derivado del crecimiento plaquetar (PDGF: *platelet growth factor*).

- Interacción celular con los componentes de la matriz extracelular como el colágeno tipo I y IV, laminina, fibronectina y vitronectina. Una parte de estas interacciones pueden explicarse mediante la interacción de las células tumorales con las integrinas, las cuales constituyen una familia de receptores de membrana expresadas por muchos tipos de células. Otro mecanismo para activar la motilidad celular a través de la interacción con la matriz extracelular viene dado por los proteoglicanos como la vitronectina.

El desprendimiento de las células tumorales por parte del tumor primario a través de la pérdida de las conexiones intercelulares, la proteólisis de la matriz extracelular y las membranas basales y la motilidad; permiten a la célula penetrar en el torrente linfático y sanguíneo. La irrupción de las células tumorales en el torrente circulatorio viene favorecida por los factores angiogénicos, los cuales inducen a la pérdida de la membrana basal en los vasos sanguíneos.

- *Escape al sistema inmune en la circulación* – Una vez la célula tumoral ha penetrado en el torrente circulatorio corre el peligro de ser identificada y eliminada por el sistema de inmunocompetencia del organismo. Para que una célula tumoral pueda ocasionar metástasis tiene que ser capaz de adoptar ciertos mecanismos que la hagan invisible al sistema inmune. Entre estos mecanismos se encuentra el cambio en la estructura (sialilación y fucosilación) de los carbohidratos de la membrana de superficie, con ello se enmascaran los antígenos de superficie previniendo la acción de los linfocitos T-citotóxicos.

  Las moléculas del sistema de histocompatibilidad (MHC) de tipo I actúan como elementos de restricción en el reconocimiento celular por parte de los linfocitos T-citotóxicos. La glicoproteína ICAM-1 es importante ya que facilita la adhesión de las células tumorales a los linfocitos. Las citoquinas que regulan la ICAM-1 aumentando su acción, incrementan la vulnerabilidad de las células tumorales a la lisis por parte de monocitos y células T (40).

  La secreción de glicoproteínas de fase aguda por el hígado como parte de la respuesta inflamatoria originada por la invasión de las células tumorales, actúa como factor bloqueante que protege a las células tumorales contra el ataque inmunológico del huésped.

- *Adhesión a células endoteliales* – Este mecanismo está mediado por las selectinas. Las selectinas son proteínas transmembrana del epitelio endotelial (E-selectinas). Los ligandos de las selectinas son oligosacáridos que se encuentran en la superficie celular los cuales se han implicado en el sistema de adhesión tisular.

- *Extravasación de vasos linfáticos y sanguíneos* – La integridad del endotelio vascular depende de la organización de las adherencias interendoteliales. Estas adherencias están formadas por la interacción de las proteínas transmembrana, la caterina del endotelio vascular que a su vez es un complejo entramado de proteínas constituido por la α, β y γ cateninas. Hay implicadas otras proteínas como la vinculina que une el complejo caterina/cateninas endovascular al citoesqueleto. Durante el proceso de invasión metastásica vascular, se deben fraccionar estas adhesiones intercelulares para permitir la extravasación de las células malignas después de la proteólisis de la membrana basal y la matriz extracelular mediante la acción de las proteinasas descritas anteriormente.

- *Proliferación e inducción de la angiogénesis* – Una vez la célula tumoral ha anidado en el órgano a distancia, puede crecer hasta tener volúmenes de 1-2 mm siendo capaz de alimentarse por difusión. A partir de tamaños superiores es necesaria la organización de un sistema nutricio vascular. Mientras la metástasis está en esta fase avascular, podemos decir que se encuentra en un periodo de latencia y la proliferación celular se ve compensada por los fenómenos de apoptosis (41).

La angiogénesis consiste en un proceso secuencial que se origina en las células endoteliales microvasculares. Para generar brotes capilares, las células endoteliales deben proliferar, migrar y penetrar en el estroma, dirigiéndose hacia el punto que es el origen productor de las moléculas angiogénicas. Así es como de un brote endotelial se origina un capilar. Los tumores de órganos sólidos, normalmente están muy vascularizados, pero los vasos ahí producidos no son iguales que los del tejido normal. Hay diferencias en cuanto a su composición celular, permeabilidad y regulación de crecimiento.

La angiogénesis está mediada por moléculas precursoras e inhibidoras secretadas tanto por las células tumorales como por el huésped (Tabla 2). El comportamiento biológico viene determinado por el balance entre estos mediadores. En el caso que se produzca crecimiento tumoral se favorece la expresión de los factores angiogénicos y una reducción de los fenómenos de apoptosis. Después de que se active el proceso angiogénico se produce una regulación paracrina bidireccional, de manera que los factores angiogénicos estimulan la proliferación endotelial y los mediadores secretados por estas células endoteliales estimuladas, a su vez estimulan la proliferación tumoral (42). La regulación de los mecanismos de los promotores angiogénicos puede demostrarse a través del factor de crecimiento vascular endotelial (VEGF: *vascular endotelial growth factor*), que es el factor endotelial mitogénico más potente. Este factor es secretado por la mayoría de tumores sólidos malignos y tiene un efecto negativo en el pronóstico de los pacientes (43).

El conocimiento progresivo de los mecanismos moleculares de la angiogénesis y el proceso metastásico ofrece nuevos horizontes terapéuticos para el cáncer. En especial, la terapia antiangiogénica parece tener un futuro prometedor.

**Tabla 2.** Mediadores de la angiogénesis.

| **Promotores de la angiogénesis** | **Inhibidores de la angiogénesis** |
|---|---|
| Vascular endothelial growth factor (VEGF) | Platelet factor 4 |
| Basic fibroblast growth factor (bFGF) | Thrombospondin-1 |
| Acidic fibroblast growth factor (aFGF) | Tissue inhibitors of metalloproteinases (TIMP-1,2,3) |
| Insulin-like growth factor 1 (IGF-1) | Prolactin (16-kDa fragment) |
| kFGF | Angiostatin (38-kDa fragment of plasminogen) |
| Transforming growth factor alpha(TGFα) | Endostatin (20-kDa fragment of collagen XVIII) |
| TGFβ | bFGF soluble receptor |
| Tumor necrosis factor (TNF α) | Interferon α |
| Platelet-derived growth factor (PDGF) | Placental proliferin-related protein |
| Hepatocyte growth factor/scatter factor (HGF/SF) | Interleukin-1, 12 |
| Granulocyte macrophage colony-stimulating factor (GMCSF) | **Synthetic inhibitors of angiogenesis** |
| Angiogenein | Inhibitors of MMPs |
| Proliferin | TNP-470 (Fumagillin analogue) |
| Interleukin-8 | Thalidomide |
| Placental growth factor | Pentosan polysulfate |
| Integrin α5β 3, α5β 5 | VEGF-blocking antibodies |
| Metalloproteinase (MMP) | Integrin α5β 3-blocking peptides |

# 1.2 PATOLOGÍA Y FACTORES PRONÓSTICOS DEL CÁNCER COLORRECTAL

Aunque los cánceres colorrectales se originan a partir de adenomas o lesiones displásicas planas, posteriormente evolucionan según diferentes patrones histológicos, la invasión y la expansión. Las tumoraciones del colon derecho suelen presentarse como lesiones voluminosas polipoideas o masas fungoides exofíticas cuya primera manifestación suele ser la anemia. Por el contrario, las tumoraciones originadas en el colon izquierdo suelen ser anulares o de crecimiento circunferencial, provocando una disminución del calibre intestinal. Es por ello que, en esta última localización, una de las primeras manifestaciones clínicas es un trastorno en el ritmo intestinal.

## 1.2.1 Histología

La mayoría de los cánceres colorrectales son adenocarcinomas que se subclasifican según el grado de diferenciación, el resto de tipos histológicos son muy poco frecuentes (Tabla 3).

El grado histológico de diferenciación tiene en cuenta la capacidad del tumor para generar estructuras bien definidas como túbulos o glándulas. Así los tumores bien o moderadamente diferenciados tienen un mayor o menor número de formaciones glandulares respectivamente, mientras que los tumores pobremente diferenciados o indiferenciados apenas forman glándulas y están constituidos por capas de células con mucha atipia, pleomorfismo y un alto índice mitótico.

Algunos tumores tienen la capacidad de producir mucina y ésta puede ubicarse intra o extracelularmente. Los tumores con capacidad de producir grandes cantidades de mucina extracelular, suponiendo ésta más del 50% de la estructura del tumor, son clasificados como carcinomas mucinosos. Estos tumores comprenden del 11 al 17% de los CCR y suelen diagnosticarse en estadios avanzados. En algunos carcinomas no glandulares se aprecian acúmulos de mucina intracelular, la cual desplaza el núcleo celular hacia la periferia adquiriendo la morfología de anillo de sello. Este tipo de carcinomas sólo se da con una frecuencia que oscila entre el 1 y el 2% pero son extremadamente agresivos (44).

Algunos tumores colorrectales contienen áreas de diferenciación escamosa y son más frecuentes en las zonas distales del colon y recto(45). El subtipo de carcinoma medular es un tumor sin estructura glandular, compuesto por eosinófilos y células poligonales que crecen formando sólidas láminas y en los que se aprecia una intensa infiltración linfocítica. La importancia de distinguir este tipo de tumor del grupo de tumores indiferenciados es que se asocia a inestabilidad de microsatélites y al CCHNAP (46).

**Tabla 3.** Clasificación de la OMS - Tipo histológico. (Código SNOMED)

| | |
|---|---|
| Adenocarcinoma | (M8140/3) |
| Adenocarcinoma mucinoso (coloide) (componente mucinoso >50% del tumor) | (M8480/3) |
| Carcinoma de células en anillo de sello (>50% del tumor) | (M8490/3) |
| Carcinoma escamoso | (M8070/3) |
| Carcinoma adenoescamoso | (M8560/3) |
| Carcinoma de célula pequeña | (M8041/3) |
| Carcinoma medular | (M8510/3) |
| Carcinoma indiferenciado | (M8020/3) |

### 1.2.2 Patrones de diseminación

Para que una tumoración colorrectal pueda diseminarse y producir metástasis a distancia deben sucederse una serie de acciones como son la invasión en el sistema vascular (sanguíneo o linfático), la embolización, supervivencia de estas células en la circulación, secuestro en el lecho capilar, extravasación y multiplicación en el parénquima de un órgano. Este proceso tan complejo es el resultado de la interacción de las células tumorales con múltiples factores del huésped. Uno de los mayores obstáculos en el tratamiento de las metástasis es la gran heterogeneidad entre las neoplasias. Otro reto para plantear tratamientos efectivos es que el entorno de los diferentes órganos donde asientan las metástasis puede variar la respuesta de las células malignas a las terapias sistémicas (47). El CCR puede diseminarse según una de las siguientes vías: por contigüidad, transperitonealmente, por vía linfática, vía hematógena y por implantación.

#### 1.2.2.1 Por continuidad

El crecimiento intratumoral en el colon se produce más rápidamente en el plano transversal que longitudinal. Se ha calculado que afecta a un cuarto de la circunferencia colónica cada seis meses. La extensión radial a través de la pared colónica puede favorecer la adherencia a tejidos, órganos y vísceras que están en su proximidad como son el intestino delgado, estómago, órganos pélvicos o la pared abdominal. Cuando la lesión se localiza en el retroperitoneo, puede afectar a estructuras allí contenidas como el duodeno, riñón, uréter, músculo psoas o iliaco. De estas adherencias, entre un tercio a dos tercios de ellas incluyen infiltración neoplásica y el resto constituyen adherencias de tipo inflamatorio.

### 1.2.2.2 Diseminación transperitoneal

La afectación transmural puede afectar a la superficie peritoneal y a partir de ahí por vía transcelómica a cualquier parte del peritoneo y del epiplón.

### 1.2.2.3 Diseminación linfática

La afectación ganglionar es uno de los parámetros con mayor relevancia pronóstica. Se cree que el drenaje linfático del colon va en orden y progresando desde los folículos linfáticos ubicados en la submucosa colónica hacia los ganglios primero epicólicos, después paracólicos, intermedios y finalmente ganglios linfáticos para-aórticos. De este modo se plantea que las metástasis invaden normalmente los ganglios localizados en la región pericólica, próxima al tumor, y desde ahí progresivamente a través de la red linfática colónica afectan las estaciones ganglionares más lejanas (48, 49). Sin embargo, esta progresión de forma ordenada no se cumple en algunos casos, pudiendo encontrar metástasis en ganglios linfáticos en regiones más alejadas del tumor, mientras los ganglios pericólicos están libres de enfermedad, fenómeno conocido como "*skip metastases*" o metástasis de escape. La frecuencia de este fenómeno oscila entre el 1 y el 7% en la detección de metástasis por técnicas de histopatología convencional, dicha proporción se eleva al utilizar técnicas más específicas como la inmunohistoquimia o la RT-PCR (50, 51).

Los estudios fisiológicos sobre ganglios linfáticos y la red linfática explican en parte el fenómeno de las "*skip*" metástasis. Experimentalmente, se ha demostrado que los ganglios linfáticos hacen la función de filtro que se les atribuye, pero con cierta permeabilidad. Varios son los trabajos en los que se muestra que los ganglios linfáticos permiten fácilmente el paso de fluidos, bacterias, aire, eritrocitos, linfocitos y células tumorales intactas hacia el vaso eferente linfático y de ahí al sistema vascular (52, 53).

Naturalmente, algunas células y bacterias son destruidas en el ganglio linfático, tanto en cuanto la cantidad de las mismas no sobrepase la capacidad depuradora del mismo.

La permeabilidad de los ganglios linfáticos viene también dada por la existencia de conexiones linfático-venosas en el sistema aferente linfático tanto dentro del mismo ganglio como entre ganglios (54).

#### 1.2.2.4 Diseminación hematógena

En el caso del CCR, el hígado es el primer órgano diana y el que con más frecuencia se afecta por este mecanismo, otros órganos implicados son el pulmón y menos frecuentemente el hueso. Se ha demostrado la existencia de células malignas en la circulación sanguínea en el 28% de pacientes afectos de CCR durante la inducción anestésica y en el 50% de ellos durante el procedimiento quirúrgico de resección de su tumor (55). Sin embargo, el seguimiento de pacientes en los que hay células malignas en el torrente sanguíneo no muestra peor pronóstico. Parece haber una gran ineficiencia metastásica por parte de la célula tumoral circulante. Estudios experimentales han sugeridos que los factores mecánicos como la manipulación de los tumores, pueden tener relevancia en el paso de células malignas a la circulación (56). La diseminación celular puede ocurrir también durante procesos diagnósticos como la colonoscopia en el caso del CCR, durante el procedimiento se producen muchas alteraciones mecánicas en el colon debido a la insuflación, el avance del instrumento y la aplicación de presión transabdominal (57).

#### 1.2.2.5 Implantación

La implantación es el mecanismo por el cual células malignas exfoliadas han invadido superficies desepitelizadas por otro motivo, este es el caso de implantes tumorales en el lecho de una hemorroidectomía, sobre una fisura anal o fístula anal y sobre líneas de sutura (58, 59).

### 1.2.3 Estadiaje

El estadiaje del carcinoma colorrectal ha sido y es objeto de controversia. En el intento de categorizar y definir mejor el tipo de enfermedad para así determinar mejor el pronóstico, se han propuesto diferentes clasificaciones y modificaciones de las mismas, que han llevado a la confusión en algunos casos y en otros a clasificaciones tan completas pero complejas que las hacía poco prácticas.

El sistema de clasificación ideal es aquel que es simple y fácil de recordar para poder aplicarlo. Debe incluir los factores más determinantes respecto a la enfermedad del paciente sin llegar a ser excesivamente complejo. El objetivo debe ser ayudar a los clínicos y a los investigadores a plantear el tratamiento, establecer el pronóstico, estratificar a los pacientes en los estudios terapéuticos, evaluar el resultado del tratamiento y facilitar la comunicación.

Actualmente se utilizan dos tipos de clasificaciones: la clasificación de Dukes y el estadiaje TNM de la AJCC (American Joint Comittee on Cancer) (Tabla 4). La clasificación de Dukes fue modificada por Astler-Coller y Gunderson-Sosin con el objetivo de conseguir un método que incluyera el planteamiento del tratamiento, estimara el pronóstico y permitiera medir el resultado. Posteriormente se desarrolló el T(tumor) N(node) M(metastases) y actualmente es el sistema preferido por la mayoría de grupos que trabajan en CCR. Esta clasificación se adapta también para dar un estadiaje clínico según el resultado del estudio de extensión y los hallazgos intraoperatorios (cT, cN, cM) y una valoración patológica (pT, pN, pM) que incluye un amplio estudio anatomo-patológico.

El indicador más potente que existe actualmente del pronóstico de esta enfermedad es el estadiaje anatomo-patológico tras la resección tumoral. A continuación se muestra la supervivencia a los cinco años en pacientes afectos cáncer de recto y unión recto-sigmoidea según el estadiaje (60):

- Estadio I – 72 por ciento
- Estadio II – 52 por ciento
- Estadio III – 37 por ciento
- Estadio IV – 4 por ciento

La supervivencia a los cinco años para el cáncer de colon publicada en la sexta edición de la AJCC es:

- Estadio I – 93 por ciento
- Estadio IIA – 85 por ciento
- Estadio IIB – 72 por ciento
- Estadio IIIA – 83 por ciento
- Estadio IIIB – 64 por ciento
- Estadio IIIC – 44 por ciento
- Estadio IV – 8 por ciento

**Tabla 4.** Estadiajes: TNM de la AJCC, clasificación Astler-Coller modificada (MAC) y clasificación de Dukes.

| | TNM | | | Dukes | MAC |
|---|---|---|---|---|---|
| **Stage 0** | Tis | N0 | M0 | - | - |
| **Stage I** | T1<br>T2 | N0<br>N0 | M0<br>M0 | A<br>A | A<br>B1 |
| **Stage IIA** | T3 | N0 | M0 | B | B2 |
| **Stage IIB** | T4 | N0 | M0 | B | B3 |
| **Stage IIIA** | T1-T2 | N1 | M0 | C | C1 |
| **Stage IIIB** | T3-T4 | N1 | M0 | C | C2/C3 |
| **Stage IIIC** | Any T | N2 | M0 | C | C1/C2/C3 |
| **Stage IV** | Any T | Any N | M1 | - | D |

*AJCC: American Joint Comittee on Cancer*

### 1.2.4 Factores pronósticos

La identificación de los factores pronósticos es la base para plantear el tratamiento y predecir el pronóstico de los pacientes afectos de CCR. Son muchos los estudios realizados que a través de un análisis multivariante utilizando el modelo de regresión múltiple de Cox, intentan definir la significación de los distintos factores pronósticos y establecer su significación clínica. Sin embargo, se han obtenido datos contradictorios.

#### 1.2.4.1 Clasificación según el grado de evidencia

En 1999 y bajo el auspicio del colegio de Patólogos Americanos, se inició un proyecto multidisciplinar cuyo objetivo era evaluar los factores pronósticos patológicos en relación a datos de supervivencia y factores predictivos de respuesta al tratamiento (46). Para ello un grupo compuesto por patólogos, clínicos (oncólogos, cirujanos y radiólogos) y estadísticos, todos ellos expertos en CCR, revisaron la bibliografía médica relevante para estratificar los diferentes factores pronósticos en diferentes categorías que vendrían determinadas por los niveles de evidencia demostrada (Tabla 5).

- Categoría I – Aquí se incluyen los factores en los que se ha demostrado definitivamente su valor pronóstico basado en la evidencia que proporcionan estudios publicados con análisis estadísticos robustos y que generalmente se usan en el manejo de los pacientes.

- Categoría IIA – Se incluyen factores que han sido estudiados desde su punto de vista biológico o clínico y que de forma repetida demuestran tener valor predictivo respecto a la supervivencia o a la selección de pacientes de cara al tratamiento a aplicar, sin embargo, queda por validar sus bondades a través de sólidos estudios estadísticos.

- Categoría IIB – Factores con resultados prometedores en diferentes estudios, pero no existen datos suficientes para incluirlos en las categorías anteriores.

- Categoría III – Incluye factores que no han sido suficientemente estudiados como para incluirlos como factores pronóstico.

- Categoría IV – Incluye factores bien estudiados y en los que se ha demostrado que no tienen valor pronóstico.

Además de la categorización de los diferentes factores pronósticos, el trabajo antes mencionado, ofrece una visión general del estado de cada uno de los factores, un análisis pormenorizado de la variabilidad entre los diferentes términos utilizados para definir una misma cosa, así como de los factores de confusión que aparecen en la bibliografía. Propone recomendaciones a varios niveles, tanto sobre aspectos técnicos, como en nomenclatura o interpretación en las diferentes técnicas con el objetivo de estandarizar todo el procedimiento de estudio de los diferentes factores pronósticos.

A continuación, profundizaremos en los factores incluidos en las dos categorías con mayor nivel de evidencia: categoría I y IIA.

**Categoría I** – Los que se describen a continuación representan los factores pronósticos bien documentados y validados:

- *Extensión local del tumor* – A pesar del reconocimiento universal de la extensión local de la enfermedad como factor pronóstico (61, 62), existe falta de uniformidad en el método empleado por diferentes patólogos y variaciones en la interpretación y en cómo se transmite la información obtenida.

  Un ejemplo patente es la afectación de la serosa por parte del tumor. Ya se conoce que la afectación de esta capa es un factor de peor pronóstico, sin embargo existe bastante confusión alrededor de la definición de "invasión serosa" (63).

  La determinación histológica de la penetración en la serosa es difícil y un estudio poco detallado puede infra-estadiar la enfermedad.

  Por otra parte, los hallazgos asociados con la invasión peritoneal del tumor son heterogéneos y están poco estandarizados. Así pues, la invasión peritoneal debe quedar reflejada de alguna de las siguientes formas (63):

  - Reacción mesotelial inflamatoria o reacción hiperplásica con la tumoración cerca de la superficie de la serosa
  - Tumor presente en la superficie de la serosa con reacción inflamatoria, mesotelial, hiperplasia y/o erosión o ulceración
  - Células tumorales en la superficie de la serosa dentro del peritoneo con ulceración subyacente del peritoneo visceral

- *Ganglios linfáticos* – La afectación ganglionar es uno de los factores predictivos más potentes (46). Sin embargo, es bien conocido que la detección de ganglios viene influenciada por la extensión de la resección quirúrgica, manipulación de la pieza de resección y el método utilizado para la disección, así como su estudio histológico. La utilización de sustancias aclaradoras de la grasa, o de técnicas que facilitan la visualización de los ganglios, así como la habilidad del patólogo, hacen que el número total de ganglios resecados sea muy variable. En todas las guías de expertos, se recomienda un número mínimo de 12 ganglios estudiados histológicamente para poder definir el estado ganglionar del tumor (46, 64). En caso de obtener menos de 12 ganglios, se deben emplear técnicas adicionales para aumentar la detección de micrometástasis ganglionares.

  En particular, el número de ganglios afectos es un potente factor predictivo de la supervivencia a largo plazo. Además, el número total de ganglios obtenidos en la pieza de resección influye en la precisión del estadiaje ganglionar y su relación con el pronóstico, especialmente en los pacientes que se encuentran en el estadio II (64).

  El uso del índice ganglionar (IG), se ha propuesto como método que incluye ambos datos: el número de ganglios afectos y el total de ganglios identificados. Son varios los trabajos que correlacionan este cociente con la estratificación pronóstica de manera que, pacientes con bajo índice ganglionar presentan mejores tasas de supervivencia(65).

- *Nódulos mesentéricos* – La clasificación TNM del 2002 dictamina que los pequeños nódulos tumorales asilados entre la grasa pericólica o perirrectal deben ser considerados equivalentes a ganglios metastásicos, aunque no se identifique estructura ganglionar ya que se supone que se trata de un ganglio sustituido completamente por tumor (66). Se analizan en el apartado N y su presencia empeora el pronóstico de la enfermedad.

- *Invasión vascular* – La invasión tumoral de vasos venosos, linfáticos postcapilares o vénulas es un importante factor pronóstico. Su presencia o ausencia debe especificarse en los informes de todos los tumores, incluidos los de pólipos malignizados, así como su localización extramural o intramural. Los vasos de pequeño tamaño no identificados como linfáticos o vénulas deben clasificarse como vasos angiolinfáticos.

- *Tumor residual* – La existencia de tumor residual tras la aplicación de un tratamiento es un factor de mal pronóstico ya demostrado (46, 67). La designación R se refiere sólo a enfermedad local residual en el contexto de pacientes clasificados como M0 (sin metástasis), siendo R0 la resección oncológica radical, R1 la clasificación para enfermedad residual microscópica y R2 enfermedad residual macroscópica. La existencia de un margen de resección positivo debe interpretarse como indicador de enfermedad residual. En el informe anatomo-patológico debe especificarse el estado de los márgenes proximal y distal, así como el margen circunferencial o radial en el caso específico de las neoplasias rectales.

Una mención específica merece el estudio de tumor residual tras la aplicación de terapia neoadyuvante. La clasificación TNM se creó pensando en tumores no tratados previamente y su valor predictivo está basado en los resultados derivados de estudios sobre tumores tratados quirúrgicamente. En los últimos años se ha demostrado el beneficio de la terapia neoadyuvante en el tratamiento de las neoplasias rectales, disminuyendo la toxicidad y en algunos casos contribuyendo al mayor porcentaje de preservación de esfínteres (68). El indicador *y* es el usado en las recomendaciones de la AJCC del 2002 para mostrar el estadiaje tumoral tras la neoadyuvancia y así diferenciarlos de aquellos tumores que no han recibido tratamiento preoperatorio (ypTNM) (66).

- CEA sérico preoperatorio – Los niveles de CEA preoperatorios ≥ a 5,0 ng/mL tienen un impacto negativo en la supervivencia independientemente del estadio tumoral (69). El nivel de CEA en plasma se ha usado clásicamente como marcador de recurrencia o de enfermedad residual, pero su relevancia clínica como marcador preoperatorio todavía está por determinar. El CEA preoperatorio debe ser medido de forma rutinaria en todos los pacientes que serán sometidos a una resección quirúrgica potencialmente curativa.

**Categoría IIA** – Estos factores han demostrado en estudios clínicos o biológicos ser predictivos de la evolución de la enfermedad, y por ello se considera que es importante incluirlos en los informes patológicos. No obstante, no han sido validados en sólidos estudios estadísticos.

- *Grado tumoral* – Este parámetro refleja el grado de diferenciación tumoral, en múltiples estudios ha demostrado ser factor pronóstico de la enfermedad independiente del estadio (61, 70, 71). El inconveniente principal es que se trata de un parámetro subjetivo, explorador dependiente con gran variabilidad inter-observador y todavía no hay definido un sistema homogéneo de evaluación. La interpretación del grado se puede valorar en toda la extensión del tumor o sólo en una parte, en la cantidad de formaciones glandulares o en la combinación de formaciones glandulares y otras características citológicas. Así en la mayoría de estudios, los cuatro grados de diferenciación suelen agruparse en dos: bajo grado incluyendo el bien y moderadamente diferenciado y alto grado que incluye el pobremente diferenciado e indiferenciado. La AJCC del 2002 aconseja la clasificación en dos grados para que la definición de un buen punto de corte ayude a la homogeneización entre patólogos (66).

- *Margen radial* – El margen radial o circunferencial incluye todo el tejido graso que envuelve a un segmento de intestino extraperitoneal (recto) o parcialmente peritonizado como el colon ascendente o colon descendente e incluido en una fina lámina adventicia que lo contiene. Para los segmentos colónicos que están completamente peritonizados, esto es, que tienen una capa serosa, el único margen circunferencial es el que incluye el margen mesentérico y es de especial relevancia en los tumores que crecen en este lado mesentérico y lo penetran. En los tumores que crecen en zonas del colon peritonizadas, el margen radial no tiene relevancia, pero sí que en estos casos es de suma importancia el estudio de la afectación serosa.

El margen circunferencial se considera positivo cuando la distancia entre la parte más profunda del tumor y la superficie no peritonizada es $\leq$ 1 mm (72). El resultado positivo del margen circunferencial es uno de los factores pronósticos más importantes en el cáncer de recto. Ello implica un elevado índice de recurrencias tanto locales como a distancia (67, 73, 74).

**Tabla 5.** Clasificación según la AJCC (American Joint Committee on Cancer) de los factores pronósticos en CCR según grado de evidencia.

| Categorías | Factores pronósticos |
|---|---|
| Categoría I | Extensión local del tumor determinada por anatomía patológica(pT)<br>Metástasis en ganglio linfático (pN)<br>Nódulos mesentéricos<br>Invasión de vasos venosos o linfáticos<br>Existencia de tumor residual tras cirugía (R1): márgenes de resección<br>CEA preoperatorio elevado |
| Categoría IIA | Grado tumoral<br>Estado del margen radial (cuando no hay peritoneo)<br>Existencia de tumor residual tras terapia neoadyuvante (ypTNM) |
| Categoría IIB | Tipo histológico<br>Datos histológicos asociados a inestabilidad de microsatélites (MSI):<br>- Respuesta linfocitaria del huésped<br>- Tipo histológico medular<br>- Tipo histológico mucinoso<br>Alto grado de inestabilidad de microsatélites (MSI-H)<br>Pérdida de heterocigosidad del 18q (DCC)<br>Patrón de crecimiento tumoral: infiltrante / expansivo |
| Categoría III | Contenido de ADN<br>Todos los demás marcadores moleculares no incluidos en IIB<br>- Genes supresores (LOH 1p, LOH 8p, LOH 5q, LOH 17p)<br>- Oncogenes (K-ras, c-myc)<br>- Genes relacionados con la apoptosis (bcl-2, BAX, factor 1 activador dela proteasa-apoptosis)<br>- Genes relacionados con la síntesis de ADN (timidilato sintetasa, timidina fosforilasa)<br>- Factores de crecimiento y sus receptores (TGFa, TGFb, HER2 [c-erbB-2, EGF-R)<br>- Genes inhibidores de la ciclina kinasa (p27, p21)<br>- Genes relacionados con la angiogénesis (VEGF)<br>- Genes de proteinas de adhesión celular y glicoproteínas (CD44, E-caderina [CDH1], antígeno sialo-Tn)<br>- Metalproteinasas de la matriz y sus inhibidores (MMPs, activador del plasminógeno tipo urokinasa)<br>- Genes supresores de metástasis (nm23-H1)<br>- Superexpresión de microARN<br>- Aberraciones epigenéticas como las sucedidas a nivel de metilación<br>K-ras<br>Densidad microvascular intratumoral<br>Moléculas de superficie<br>Fibrosis peritumoral y respuesta inflamatoria<br>Diferenciación focal neuroendocrina<br>Actividad proliferativa |
| Categoría IV | Tamaño tumoral<br>Configuración tumoral |

# 1.3 MICROMETÁSTASIS GANGLIONARES

## 1.3.1 Definición

Histológicamente se definen como cualquier foco tumoral independiente y sin aporte sanguíneo específico, cuyo tamaño es menor a o igual a 2 mm y mayor que 0,2 mm. Se categorizan como verdaderas metástasis y se clasifican como pN1(mic) cuando se observan en el examen patológico convencional.

Los depósitos tumorales menores a 0.2 mm se denominan células aisladas (CA) y pueden identificarse bien por histología o por tinciones inmunohistoquímicas, en la clasificación TNM se expresan como pN(i+).

## 1.3.2 Evolución del concepto de micrometástasis

Durante las últimas décadas se han venido desarrollando métodos capaces de detectar pequeñas cantidades de células malignas y ello no se ha acompañado de una terminología estandarizada. Tenemos un claro ejemplo en el uso del término micrometástasis. Como se ha descrito en el apartado anterior, el término micrometástasis tiene connotaciones morfológicas ya que su descubrimiento y descripción se han dado en el campo de la histopatología. Sin embargo, el desarrollo de técnicas no morfológicas para la detección de células tumorales ha ido acompañado del uso habitual de este término y, así se aplica a los restos tumorales de pequeño tamaño identificados por cualquier técnica.

### 1.3.3 Factores influyentes en la determinación de micrometástasis

Está bien establecido que el número de ganglios metastásicos tiene un efecto negativo sobre la supervivencia de los pacientes afectos de CCR (64, 75, 76). Habitualmente la identificación de los ganglios linfáticos en las piezas de resección colónica, se efectúa mediante una combinación de visualización-palpación, por lo tanto, este método está sujeto a la habilidad y paciencia del patólogo. Sin embardo el método de visualización-palpación es inadecuado a la vista de los resultados del trabajo de Rodríguez-Bigas en el que frecuentemente las metástasis se encuentran en ganglios de tamaño < a 0,5 cm de diámetro (77). Ratto et al. demostraron que la identificación del número de ganglios total y ganglios positivos, era mayor en un grupo de pacientes a los que se les practicó disección del meso para la identificación ganglionar en contraposición al grupo en el que se fijaba la pieza en bloque y posteriormente los ganglios se identificaban por palpación (78).

Cuando los ganglios son de gran tamaño se seccionan por la mitad y ambas mitades se incluyen en parafina para posteriormente someterse a la tinción de Hematoxilina-Eosina (H&E). Se realiza una o varias secciones de 4 a 5 μm de cada ganglio y éstas se estudian en el microscopio para la identificación de metástasis. Se ha calculado que una sección de 4 μm de la parte central de un ganglio de 1 cm. de diámetro, representa aproximadamente un 0.06% del total del ganglio; por lo tanto el estudio de esta pequeña porción se extrapola a todo el tejido linfático de ese ganglio (79).

Todo el proceso es bastante variable entre los diferentes centros. Bilchik et al. señalaron que además de diferencias en el número de ganglios obtenidos y en método para obtenerlos hay también variaciones en las técnicas que utilizan los diferentes patólogos. Estas diferencias también se traducen en defectos y variaciones en otros aspectos del estudio anatomo-patológico como son la valoración de los márgenes radiales, o de los márgenes proximales y distales (80).

Entre los factores que influyen en el estadiaje linfático de los pacientes afectos de CCR y la determinación de micrometástasis debemos considerar el número de ganglios y el tamaño de los mismos.

### 1.3.3.1 Número de ganglios obtenidos

Varios estudios han documentado que, a mayor número de ganglios identificados, mayor es la probabilidad de detectar ganglios positivos. Se han descrito métodos de fijación y de aclaramiento de la grasa mesocólica que facilitan el proceso de identificación ganglionar (81-84). Algunos de estos métodos requieren equipamientos especiales, y utilizan sustancias volátiles nocivas como el éter o el alcohol, además requieren de mayor cantidad de tiempo para procesar las piezas de resección por lo que en algunos casos se retrasa el diagnóstico.

Existe controversia sobre cuál es el número óptimo de ganglios que se deben identificar y examinar en una pieza de resección colónica, en las guías publicadas este número oscila entre un mínimo de 8 ganglios y un máximo de 40. Chen et al. objetivaron un aumento de la supervivencia en los pacientes con linfadenectomías superiores a 15 ganglios, independientemente del estadio y de las características tumorales (85). Cserni et al tras estudiar los datos de un total de 8.574 pacientes con estadio II, no pudieron definir un punto de corte del número de ganglios necesarios, pero en su análisis estadístico sí establecieron que el riesgo de muerte disminuye en un 2,1% por cada ganglio negativo (86, 87). Goldstein et al. recomendaron la detección de un número mínimo de 17 ganglios porque en su experiencia, el porcentaje de nódulos positivos alcanzaba la estabilización o *plateau* a partir de esta cifra (88), Scott y Grace recomendaron examinar 13 ganglios (89) y Jessup et al. y Wong et al. sugirieron 14 ganglios (90).

Por consenso, se ha establecido que el número mínimo de ganglios para poder dar un pronóstico de la enfermedad es de 12 y así lo recomendaron Fielding et al. en un documento publicado en el *World Congress of Gastroenterology* (91) y posteriormente esta recomendación fue recogida también por la *American Joint Comittee on Cancer* (66). A pesar de dichas recomendaciones, Johnson et al. señalaron que sólo un 22 % de los pacientes tenía una linfadenectomía acorde con las recomendaciones, en algunos casos se evaluaba un número insuficiente de ganglios y en otros no había detección de ganglio alguno a pesar de las grandes dimensiones de las piezas resecadas por los cirujanos (92); Baxter et al. demostraron que sólo un 37% de los casos de CCR cumplían con los mínimos establecidos (93)

#### 1.3.3.2 Tamaño ganglionar

A la vista de algunas publicaciones, la disección ganglionar debe recoger el mayor número de ganglios posibles y tener especial esmero en colectar los ganglios de pequeño tamaño para su estudio histopatológico. Andreola et al. encontraron que un 45% de los ganglios linfáticos que presentaban metástasis en pacientes con estadio III tenían un diámetro inferior a 5 mm y que además determinaron el estadiaje en 15 pacientes de este grupo (94). Haboubi et al. publicaron que el 86% de los ganglios que presentaban restos de células tumorales (micrometástasis y/o células aisladas) tenían un diámetro inferior a 5 mm (95).

Es pues muy importante la disección del meso colónico para poder identificar ganglios de tan pequeño tamaño que pasan fácilmente desapercibidos con el método de la palpación-visualización. En este sentido, autores como Ruers et al. proponen un estándar de cómo debe ser resecado el mesocolon por el cirujano y como debe ser tratado cada centímetro cuadrado del mismo para extraer los ganglios linfáticos y, contribuir con ello a un estándar de calidad.

#### 1.3.3.3 Tamaño y localización de las micrometástasis

Como hemos señalado anteriormente, la definición de micrometástasis tiene un origen morfológico lo que determina unos límites de tamaño. Los residuos tumorales inferiores a 0.02 mm se denominan células aisladas y no está definida cuál es su relevancia clínica. Hay autores que prefieren considerara el término células ocultas tumorales (OTC- *occult tumour cells*) que engloba las micrometástasis y las células aisladas. Doekhie et al, postuló que es posible que en los individuos inmunocompetentes las OTC sean destruidas por el sistema inmune antes de que puedan progresar a metástasis de mayor tamaño y puedan proliferar. Determinar la viabilidad de las OTC puede ayudar a establecer el potencial metastásico de las células tumorales por ejemplo estudiando el índice de apoptosis en comparación con las células vitales (96).

El mismo autor consideró que podía ser importante la localización de las células tumorales dentro del ganglio linfático. Las células tumorales pueden estar localizadas en los sinusoides subcapsulares, en los sinusoides paracorticales o en las estructuras medulares. También pueden localizarse parafolicularmente o bien tener una distribución difusa. Lo habitual es encontrar estas células en la zona subcapsular (97-99). Hasta el momento tampoco se ha determinado el impacto de la localización de las células tumorales en las diferentes partes del ganglio linfático, para ello debería incluirse en los diferentes estudios tanto el tamaño de la micrometástasis como su localización intra-ganglionar.

### 1.3.4 Técnicas para determinación de micrometástasis

#### 1.3.4.1 Hematoxilina-Eosina

La sección seriada de los ganglios linfáticos y su estudio mediante la tinción convencional de H&E aumenta el diagnóstico del número de micrometástasis (78)(78,

100). Como se ha señalado anteriormente, es práctica habitual estudiar únicamente uno o dos cortes de cada ganglio, Tschmelitsch et al. estimaron que el estudio de secciones únicas de 3 a 5 µm en un ganglio de 1 cm supone la valoración de sólo el 0,4% de dicho ganglio. La sección seriada del mismo ganglio se ha estudiado mucho en casos de cáncer de mama y ganglio centinela, donde el estadiaje se puede aumentar hasta en un 30% (101). La experiencia en el CCR es más limitada y el estudio reportado por Wyk et al. sólo re-estadía un pequeño número de pacientes (102).

### 1.3.4.2 Inmunohistoquimia

La inmunohistoquimia (IHQ) es la primera herramienta con la que cuenta el patólogo que supera la capacidad diagnóstica de la tinción con hematoxilina-eosina.

Las técnicas IHQ permiten la detección, identificación y localización de componentes celulares o tisulares gracias al reconocimiento de la reacción entre el elemento celular/tisular a estudiar (Ag) y el anticuerpo (Ac) contra este componente. Para poder hacer visible el complejo Ag-Ac hace falta un marcador. Hay diferentes tipos, el que habitualmente se utiliza en esta técnica es un enzima, concretamente la peroxidasa.

La detección de micrometástasis por inmunohistoquimia está basada en la unión específica de anticuerpos a antígenos presentes en las células tumorales, pero no en el tejido normal. Ante la falta de antígenos específicos del tumor, en muchas ocasiones se utilizan antígenos específicos de células epiteliales.

El CCR se origina en células epiteliales y como en los ganglios linfáticos normales no se hallan células epiteliales, se utilizan marcadores epiteliales específicos que revelan la presencia de tumor en los nódulos linfáticos. Los anticuerpos más comúnmente utilizados están dirigidos contra el antígeno carcinoembrionario (CEA), el antígeno de la membrana epitelial (EMA) y citoqueratinas (CKs) (103).

Las secciones del ganglio se tratan con el anticuerpo elegido (contra el antígeno epitelial primario) y después se incuban con otro anticuerpo llamado secundario, que lo que hace es unirse al primero y da una reacción colorimétrica. El método clásico está basado en el complejo biotin-avidin-peroxidasa, donde la peroxidasa convierte un sustrato en un producto coloreado (104).

La significación diagnóstica de la detección de micrometástasis mediante tinción inmunohistoquímica de ganglios que han sido negativos por la H&E, está por definir. Los primeros estudios en los que se utilizó esta técnica no indicaban mejoras en el diagnóstico de metástasis. Davidson et al utilizaron la IHQ de forma retrospectiva y re-examinaron los ganglios con tinciones H&E negativas, encontraron evidencia de metástasis en las preparaciones histológicas teñidas con H&E, lo que sucedió es que simplemente se habían infraestadiado (105). En estudios más recientes se ha observado un verdadero re-estadiaje de los pacientes afectos de CCR, aunque el significado clínico no está bien establecido.

Nueve (106-114) de 28 estudios publicados muestran un peor pronóstico en los pacientes que presentaron micrometástasis o células aisladas detectadas por inmunohistoquimia (94, 95, 97, 115-123) (Tablas 6 y 7). Isaka et al aplicaron la IHQ a los ganglios de 42 pacientes afectos de carcinoma rectal en estadio B de Dukes, con un anticuerpo monoclonal CAM5.2 que se une a las CKs 8 y 18. Encontraron micrometástasis en 19 (2,9%) de 644 ganglios que correspondían a 9 pacientes. Aunque la existencia de micrometástasis no se correlacionó con parámetros clínico-patológicos del tumor, encontraron diferencias en las tasas de recurrencia y el intervalo libre de enfermedad a los 10 años de seguimiento (109). Otro estudio con resultados positivos respecto a la aplicación de la IHQ en la detección de micrometástasis es el llevado a cabo por Greenson et al., en él se estudiaron 568 ganglios de 50 pacientes afectos de cáncer colorrectal tipo B de Dukes. El estudio inmunohistoquímico se llevó a cabo determinando CK y una glicoproteína tumoral específica, TAG-72. Seis de los 14 pacientes con tinciones IHQ positivas murieron en los 66 meses posteriores a la intervención, mientras que sólo uno de los 36 pacientes con IHQ negativas falleció por su enfermedad (P = 0.0009) (106).

Trabajos como los de Sasaki y Yasuda, no sólo confirman el valor pronóstico de la determinación de micrometástasis, sino que además abogan por la importancia del número de células tumorales encontradas en relación a la supervivencia. Sasaki et al. demostraron una mayor frecuencia de restos celulares tumorales en los ganglios de pacientes con recurrencia de la enfermedad (108). Yasuda et al. señalaron que la existencia de restos celulares tumorales en cuatro o más ganglios, tenía relación con la recidiva de la enfermedad (111).

Por el contrario, existe un número significativo de trabajos que no han podido determinar relevancia clínica de las micrometástasis o de las células aisladas. Andreola et al. estudiaron más de 100 pacientes con carcinoma rectal de tercio inferior, todos ellos tratados con resección y anastomosis coloanal. La identificación de los ganglios linfáticos se efectuó por palpación y obtuvo una media de 42,3 ganglios por paciente, de los cuales el 6,5 % fueron positivos para H&E. El porcentaje de ganglios positivos se incrementó hasta 40,4% al introducir la tinción IHQ con un conjunto de anticuerpos anti-citoqueratinas. Los cinco pacientes que presentaron recidiva tuvieron al menos un factor predisponente como invasión del margen radial o distal o invasión vascular. Los autores concluyen que el estudio IHQ supuso un gasto y un consumo de tiempo innecesarios debido al gran número de ganglios que fueron procesados (94).

Otros autores también defienden que la determinación de micrometástasis por IHQ no predice las recidivas. Nakanishi et al. compararon pacientes con CCR con y sin recurrencia en un estudio tipo caso-control. No hallaron diferencias en las frecuencias de micrometástasis entre ambos grupos (107). Tschmelitsch et al. estudiaron las piezas de resección de 55 pacientes en estadio II, mediante la detección de micrometástasis por IHQ. En cinco años de seguimiento identificaron 28 recidivas. Re-evaluando las preparaciones con H&E, encontraron micrometástasis en 4 pacientes de los que presentaron recurrencia y en un paciente de los 27 sin recurrencia. A todos ellos les efectuaron la tinción IHQ para CK. En el grupo de recurrencia encontraron16 pacientes de 24 con IHQ +, mientras que el grupo de no recurrencia identificaron IHQ positivas en 22 de 26 pacientes (118).

Tal y como señalaron Nordgard et al., la discrepancia entre estos estudios puede ser debida a la baja sensibilidad global de la inmunohistoquimia, lo que viene dado por una falta de estandarización de los protocolos de tinción, por la variedad en el número de células analizadas y el amplio abanico de anticuerpos utilizados.

La inmunohistoquimia es una técnica sensible cuando la materia de estudio es una preparación histológica, es ahí donde tiene gran capacidad de detectar hasta una única célula tumoral. Sin embargo, tal y como se toma la muestra histológica, que en muchos casos es un único corte de 5 μm de un ganglio, la técnica pierde sensibilidad cuando se extrapola a todo el tejido linfático. La IHQ es una técnica que depende del tipo de secciones realizadas (124). Otro problema lo constituye la tinción de células no epiteliales que puede ser la causa de falsos positivos (125). Si se desea tener un buen muestreo de un mismo ganglio, esta técnica implica realizar una gran cantidad de preparaciones y tinciones que después hay que mirar al microscopio, por lo que ante un importante número de ganglios resulta una técnica engorrosa.

**Tabla 6**

**Tabla 7**

### 1.3.4.3 Reacción en cadena de la polimerasa (PCR)

El reciente desarrollo de la biología molecular ha proporcionado un amplio repertorio de técnicas, algunas de las cuales han encontrado aplicación en el campo de la detección de micrometástasis en ganglio linfático y otros tejidos.

En todas estas técnicas el denominador común es la utilización de la reacción en cadena de la polimerasa (PCR), que permite la amplificación exponencial de pequeñas cantidades de ácidos nucleicos.

Las técnicas basadas en la PCR tienen la ventaja de utilizar todo el material ganglionar, no así como sucede en la inmunohistoquimia que examinaba sólo una pequeña porción del ganglio, de este modo el resultado obtenido respecto a la existencia o no de micrometástasis es representativo de todo el material linfático procesado.

***Procedimiento***

En un tubo de ensayo se coloca una pequeña porción de DNA en solución. Se añaden dos oligonucleótidos (cebadores de ADN o en la terminología anglosajona y más conocida: *primers*) que se han elegido según las secuencias del ADN que se quieren flanquear. Se añade una ADN polimerasa termoestable, deoxynucleótido trifosfato (dNTPs), sales y un buffer que permitan a los enzimas trabajar adecuadamente. La mezcla se coloca en un calentador a temperaturas justo por debajo del punto de ebullición del agua. Esto ocasiona que la doble cadena de ADN se desintegre en las dos hebras que la forman debido a la rotura reversible de los puentes de hidrógeno que las unen. Tras un minuto, se deja enfriar la solución hasta una temperatura fisiológica y ello permite la reorganización de los puentes de hidrógeno. Las dos cadenas de ADN de la muestra, se recolocan base a base y de nuevo constituyen la doble hélice. Sin embargo, en el tubo de ensayo de la PCR, los oligonucleótidos añadidos que están presentes en exceso, se ubican rápidamente y con gran especificidad en las porciones de las hebras de ADN desnaturalizadas que presentan los nucleótidos complementarios. Tan pronto como esto sucede, los nucleótidos funcionan como *primers* para la ADN polimerasa y se extienden formando una nueva cadena complementaria a la original. En este momento, en el tubo tenemos dos dobles cadenas de ADN. La orientación de las dos hebras de ADN se ha descrito como antiparalela, lo que quiere decir que cuando están juntas en la doble hélice de ADN un extremo se lee de 5' a 3' y el otro de 3' a 5'. En la reacción en cadena de la polimerasa la ADN polimerasa siempre añade los nuevos nucleótidos al extremo 3' del primer (Figura 1).

El ciclo se repite y la cantidad de cadenas de ADN se duplica con cada ciclo. Esta amplificación geométrica es un análogo perfecto de la reacción nuclear en cadena. Después de *n* ciclos, el grado de amplificación es por lo tanto de $2^n$. Tras múltiples ciclos de amplificación, las cadenas del ADN de la muestra son especímenes cuyos extremos están constituidos por los nucleótidos de los *primers*, por lo tanto, no toda la cadena completa de ADN ha sido amplificada.

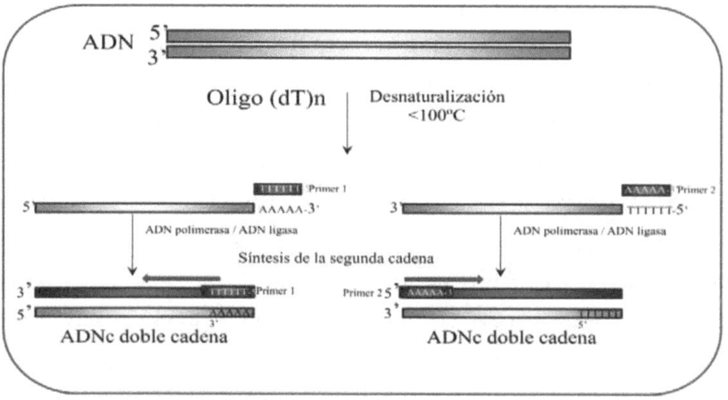


**Fig. 1.** Esquema de la reacción en cadena de la polimerasa (PCR).

Para realizar este procedimiento no se precisa de una gran destreza manual. Todas estas reacciones se producen simplemente por el calentamiento y enfriamiento automático del tubo que no debe ser abierto durante el proceso (126).

#### 1.3.4.3.1 Reacción en cadena de la polimerasa (PCR)

La PCR puede utilizarse para la detección de micrometástasis en ganglios linfáticos mediante la amplificación de ciertas regiones del ADN que pueden contener mutaciones específicas relacionadas con la génesis de tumores, por ejemplo, regiones en los genes supresores *p53* y K-*ras*. El gen K-*ras* puede contener mutaciones en los codones 12,13 ó 61 y el *p53* en los exones 5-8.

Hay cuatro estudios publicados en los que se han estudiado ganglios linfáticos de pacientes con CCR cuyo estudio previo mediante H&E los había clasificado como N0 (sin afectación metastásica) y en los que se había determinado micrometástasis mediante PCR. Todos ellos sugieren un peor pronóstico para los pacientes con ganglios positivos para la PCR. Hayashi et al. buscaron la mutación de los genes K-*ras* o el *p53* en los ganglios linfáticos negativos por H&E de pacientes con CCR. Veintisiete de los 37 pacientes que presentaron recurrencia de la enfermedad a los cinco años, tenían positividad en la PCR, mientras que ningún paciente de los 34 con estudio de PCR negativo tuvo recurrencia (127). Thebo et al. estudiaron las mutaciones en el codón 12 y 13 del gen K-*ras* para detectar micrometástasis. No observaron recurrencias en el grupo con micrometástasis negativas mientras que en el grupo con micrometástasis positivas hubo una tasa de recurrencia del 38% (128). El grupo de Clarke examinó los ganglios linfáticos utilizando mutaciones en el codón 12 del gen K-*ras* y no encontró diferencias en cuanto a la supervivencia entre los pacientes con o sin micrometástasis por PCR. Cuatro de los 13 pacientes con PCR positivas murieron por recurrencia de su enfermedad a los cinco años de seguimiento y un paciente de cuatro con PCR negativa también murió por recurrencia de su enfermedad. Bellu et al. también utilizaron las mutaciones en el codón 12 del gen K-*ras* para detectar micrometástasis. Ocho de 14 pacientes con micrometástasis detectadas por PCR murieron por recurrencias de su enfermedad a los cinco años en comparación con cuatro pacientes de 24 que presentaron una PCR negativa.

Un problema común en la detección de las mutaciones por PCR antes mencionadas, es que tanto las mutaciones del gen K-*ras* como las del *p53* no se encuentran en todos los tumores colorrectales, sus frecuencias oscilan alrededor del 70% para el primero y del 38% para el segundo respectivamente (96). Para detectar micrometástasis basándose en la identificación de estas mutaciones, hay que asegurarse primero que éstas existen en el tumor primario. Otro problema añadido es que las mutaciones pueden ocurrir en una amplia variedad de codones y exones, sobre todo en el caso del gen *p53*; ello implica que para poder detectar todas las posibles micrometástasis originadas por todas las posibles mutaciones, hay que añadir a la reacción PCR una gran cantidad de *primers*. Estos inconvenientes hacen que la PCR no sea una técnica ampliamente utilizada en la detección de micrometástasis.

#### 1.3.4.3.2 Transcripción reversa y PCR (RT-PCR)

Esta técnica acopla la transcripción reversa de ARN y la PCR. Consiste en la amplificación de pequeñas moléculas de ARN (tanto total como mensajero) en forma de cadenas complementarias de ADNc mediante un enzima llamado transcriptasa inversa o reversa. Este enzima, tomando como base o modelo una cadena de ARN es capaz de colocar las bases nucleótidas complementarias para crear una hebra de ADN. Posteriormente, la nueva cadena de ADN creada se amplifica mediante el método de PCR que antes hemos expuesto.

Los *primers* que se utilizan en este proceso, deben localizarse en diferentes exones para evitar falsos positivos debido a la amplificación del ADN. De forma ideal, la detección de micrometástasis debe basarse en la amplificación de un ARNm específico de las células tumorales y no de los tejidos circundantes. Como en la inmunohistoquimia, se han utilizado mucho las citoqueratinas para la detección de micrometástasis por RT-PCR.

La RT-PCR es una técnica de elevada sensibilidad, Mori et al. y Yun et al. han descrito la detección de una célula tumoral entre $10^5$ células no tumorales (129, 130), mientras que Rosenberg et al. detectaron una célula tumoral entre $10^6$ células mononucleares normales (131). La mayoría de los marcadores utilizados en esta técnica tienen una mínima expresión en otros tejidos diferentes del colon y del CCR. Sin embargo, su elevada sensibilidad puede ser causa de falsos positivos, hecho que puede minimizarse mediante técnicas de RT-PCR cuantitativa y con el cálculo de umbrales para cada marcador a partir de los cuales fijar la positividad significativa (125).

Entre los marcadores de RNA utilizados para la determinación de micrometástasis se hallan las citoqueratinas, el CEA, la guanilil ciclasa C (GCC) y la mucina 2 (MUC2).

***Las citoqueratinas*** — Son unas proteínas fibrosas que constituyen los filamentos intermedios del citoesqueleto intracelular en particular de células epiteliales (incluyendo mucosas y glándulas). Su función principal es la organización de la estructura tridimensional interna de la célula. También participan en algunas uniones intercelulares. Por lo menos existen una veintena de citoqueratinas, las cuales varían en tamaño y propiedades bioquímicas. Las más utilizadas han sido la CK 19 y la 20.

Varias publicaciones han descrito el uso de la CK 20 para la detección de micrometástasis en ganglios linfáticos negativos por la técnica de Hematoxilina Eosina (130-133). El grupo de Yun analizó los ganglio linfáticos negativos por H&E por dos métodos: la detección de CK 20 mediante RT-PCR y las mutaciones del K-ras mediante MASA (*"Mutant allele specific amplification"* PCR: en lugar de detectar proteínas concretas, identifica mutaciones o secuencias génicas repetidas en el material genético de los ganglios linfáticos de pacientes con CCR); encontró micrometástasis por ambas técnicas siendo la RT-PCR para CK 20 diez veces más sensible que le *K-ras* por MASA (130). Futamura et al. identificaron mediante RT-PCR marcadores epiteliales como el CEA y la CK20 en ganglios linfáticos de trece pacientes con CCR sometidos a resecciones curativas con linfadenectomías negativas mediante la histopatología convencional (132). Rosenberg encontró una correlación significativa entre la presencia de micrometástasis en ganglio linfático detectadas por CK 20 RT-PCR y la supervivencia. La CK 20 fue positiva en el 52% de los pacientes con ganglios negativos por histopatología convencional, el 34% de estos pacientes murieron por recurrencia de su enfermedad en comparación con el 7% de los pacientes que presentaron un estudio negativo de RT-PCR. La supervivencia a los cinco años en el grupo de CK 20 positivo fue del 78% en contraposición con el 98 % de los pacientes CK negativa, ($P<0.009$). Este autor, además controló mediante tinción inmunohistoquímica de CK 20, la localización de las células tumorales respecto a su situación en el ganglio, considerando que las células ubicadas en la periferia podían representar contaminación por la manipulación de los ganglios y considerando verdaderas micrometástasis aquellas localizadas en la zona central. Observó que la supervivencia del grupo de los 13 (8%) pacientes con CK 20 positiva por PCR pero con ubicación de las células tumorales en la periferia del ganglio, presentaron una supervivencia igual al grupo de paciente con CK 20 negativa por RT-PCR (131).

***El antígeno carcinoembrionario (CEA)*** – La detección de ARNm del CEA mediante RT-PCR también ha sido utilizado para la identificación de micrometástasis en ganglio linfático de CCR. El CEA se expresa predominantemente en células epiteliales, tiene propiedades de adhesión celular y parece tener una función en la transducción intercelular (134). Dado su patrón específico de expresión se le utiliza como marcador tumoral tanto en técnicas inmunohistoquímicas como moleculares. El grupo de Mori et al. fue el primero en utilizar la detección de CEA mediante RT-PCR para identificar micrometástasis de CCR. Analizó un total de 117 ganglios de pacientes con tumores intestinales o cáncer de mama. Identificó el ARNm del CEA en 77 ganglios (66%) en comparación con 30 ganglios (26%) positivos identificados con la histología convencional. No identificó ARNm del CEA en los 15 ganglios que había utilizado como control de pacientes afectos de colelitiasis (129). Liefers et al. analizaron 192 ganglios de 26 pacientes con CCR en estadio II, determinaron la presencia de CEA mediante RT-PCR y estudiaron la supervivencia. Detectaron la presencia del marcador en uno o dos ganglios de 14 pacientes, lo que supone un 56% de la serie. La supervivencia a los cinco años de los pacientes con micrometástasis fue del 36% en comparación con el 75% de los pacientes en los que no se detectaron micrometástasis *(p 0,03)* (135). Sin embargo, este estudio ha sido criticado en varios puntos: el escaso número de ganglios aislados en cada paciente (media de 7) y el escaso número de ganglios negativos utilizados como controles: 7 ganglios de dos pacientes). Además, la tasa de supervivencia de la serie estudiada mediante histopatología convencional es inferior a la esperada probablemente debido al escaso número de ganglios identificados en las linfadenectomías. Otros autores han combinado la determinación de CEA con otros marcadores moleculares basados en la determinación de ARNm, logrando la identificación de altos porcentajes de micrometástasis en ganglio linfático (131-133).

***Guanilil ciclasa C (GCC)*** – La GCC es un receptor transmembrana con función enzimática, capaz de identificar y fijar diferentes péptidos. La GCC funcionante se ha detectado sólo en las células de la mucosa intestinal pero el ARNm de la GCC, en humanos, se ha identificado exclusivamente en las células intestinales normales y en tumores primarios de CCR. Cagir et al. estudiaron mediante la determinación de ARNm de la GCC, los ganglios linfáticos de 21 pacientes afectos de CCR. Diez de estos pacientes presentaron recidiva durante los tres primeros años de seguimiento. La GCC RT-PCR fue positiva en todos los pacientes con recidiva, siendo negativa en los pacientes sin recidiva (P= 0,03) (136). Este trabajo indica que el ARNm de la GCC es un marcador específico de micrometástasis en CCR. Waldman et al hallaron resultados similares en 12 pacientes (137). Estos dos últimos trabajos son criticables por el escaso número de pacientes que incluyen.

***Mucina 2 (MUC2)*** – Se trata de una glicoproteína secretora de elevado peso molecular, inicialmente restringida a las células epiteliales normales intestinales y de tumores de colon, estómago, páncreas, pulmón, ovario y mama. Bernini et al. determinaron el ARNm de la MUC2 en ganglios linfáticos de 43 pacientes afectos de CCR, de los cuales 42 expresaban el MUC2 en el tumor primario. Detectaron expresión de ARNm de MUC2 en catorce pacientes y correlacionaron la presencia elevada del marcador con el estadio T tumoral (138). Así como este marcador se expresa en gran medida en tumores mucinosos, su nivel de expresión disminuye en los tumores no mucinosos.

#### 1.3.4.3.3 PCR en tiempo real (qRT-PCR)

En la búsqueda de una reacción que permitiera cuantificar la cantidad de ácidos nucleicos al tiempo que se realizaba su amplificación, se desarrolló la RT-PCR, denominada en principio PCR cinética (139).

La qRT-PCR combina la bioquímica de la RT-PCR con el uso de la fluorescencia para detectar los elementos amplificados en la misma reacción, permitiendo medir durante la amplificación la cantidad de DNA sintetizado permanentemente, mostrando y registrando, la cinética de la reacción de amplificación. Se trata de una técnica rápida que permite ver el resultado de la amplificación en menos de una hora.

Entre sus ventajas contamos con que se realiza la detección de todo el material amplificado y eso la hace muy sensible, no tiene riesgo de contaminación. La mayor diferencia respecto a las técnicas anteriores es que permite la cuantificación directa absoluta o relativa de ADN o ARN. Hoy por hoy esta técnica es el estándar en la cuantificación de la expresión genética.

Varios grupos han determinado micrometástasis en ganglios linfáticos de pacientes con CCR utilizando técnicas de RT-PCR, constatando un incremento del número de ganglios positivos entre el 26 y el 66 % de los casos (129, 135). El punto débil de los trabajos que utilizan RT-PCR ha sido el elevado número de falsos positivos y, además no todos ellos han demostrado el valor pronóstico de la identificación de micrometástasis. Por ejemplo, Zippelius et al. encontraron RT-PCR positiva para el marcador CEA en la médula ósea de pacientes que no tenían cáncer (140). Recientemente empiezan a surgir trabajos en los que utilizando la PCR en tiempo real o qRT-PCR se realiza la validación de la técnica con un determinado marcador con el objetivo de obtener una técnica robusta y reproducible (141).

Koyanagi et al. han encontrado correlación entre la determinación de micrometástasis en ganglio linfático y sangre periférica mediante qRT-PCR con cuatro marcadores (c-Met, melanoma antigen gen A-3 family, β1-4N-acetiilgalactosaminiltransferasa, y CK20) y el pronóstico de la enfermedad en un grupo de 67 pacientes afectos de CCR con estudio de ganglio centinela. Mediante qRT-PCR detectaron micrometástasis en 6 (60%) de 10 pacientes que habían presentado recurrencia de su enfermedad respecto al 30 % evidenciados por la histopatología convencional. Los autores concluyen que la qRT-PCR aplicada al estudio del ganglio centinela puede acabar de definir un grupo de riesgo entre los pacientes cuyos ganglios centinelas hayan sido negativos en el estudio histológico convencional y que la determinación de micrometástasis en sangre periférica puede ser de valor en el seguimiento y respuesta al tratamiento de estos pacientes (142).

### 1.3.5 Relevancia clínica y perspectivas

La determinación de micrometástasis en ganglio linfático se ha abordado desde diferentes técnicas que van desde la multi-sección en la histopatología convencional, pasando por técnicas más sensibles de tinción como la inmunohistoquimia hasta técnicas moleculares más sofisticadas como los ensayos con distintas modalidades de PCR. Dentro de una misma técnica se han utilizado diversos marcadores con distintas sensibilidades y la metodología también difiere según cada grupo.

Por otro lado, algunos de los trabajos publicados son series de casos muy cortas en los que, a pesar de obtener resultados prometedores, éstos no se han correlacionado con la evolución clínica.

Un metaanálisis publicado por Iddings et al. muestra la significación pronóstica de la determinación de micrometástasis en pacientes afectos de CCR. Los pacientes con evidencia de micrometástasis mediante RT-PCR tienen una supervivencia menor que los pacientes sin micrometástasis ($P<0.01$) (143). Existe más variabilidad entre los grupos que utilizan técnicas de inmunohistoquimia y ello parece ser el resultado de la falta de estandarización entre la metodología.

Según los datos disponibles, no existe evidencia suficiente para afirmar que la determinación de micrometástasis por alguna de las técnicas expuestas anteriormente, sea motivo suficiente para aplicar quimioterapia complementaria a los pacientes clasificados como N0 por la histopatología convencional.

Todos los autores coinciden en que son necesarios estudios multicéntricos, controlados, que incluyan un gran número de pacientes, con seguimiento a largo plazo, análisis de la supervivencia y con estandarización tanto de la técnica de identificación de los ganglios linfáticos del meso colónico y rectal, como de las técnicas específicas empleadas para determinar las micrometástasis. Sólo así se podrá establecer qué pacientes N0 se beneficiarían de la quimioterapia adyuvante.

# 2 HIPÓTESIS

La determinación de citoqueratina 20 mediante técnica de inmunohistoquimia y RT-PCR tiene mayor sensibilidad que la histopatología convencional para el diagnóstico de metástasis ganglionares en pacientes afectos de cáncer colorrectal sometidos a resecciónes con intención curativa.

Estas técnicas permiten realizar un estadiaje (ganglionar) más exacto y más acorde con la evolución clínica.

La detección de micrometástasis ganglionares mediante técnicas más sensibles puede explicar algunas de las recidivas neoplásicas y, por tanto, aportar una información útil para el diseño de protocolos terapéuticos.

# 3 OBJETIVOS

## 3.1 OBJETIVO GENERAL

El objetivo general del estudio es averiguar si la identificación de micrometástasis mediante inmunohistoquimia y técnicas de biología molecular puede explicar los fracasos terapéuticos (recidiva y mortalidad) en pacientes con cáncer colorrectal sometidos a intervención quirúrgica con intención curativa asociada o no a quimioterapia postoperatoria.

## 3.2 OBJETIVOS ESPECÍFICOS

1) Detectar micrometástasis en los ganglios linfáticos de pacientes con cáncer colorrectal mediante determinación de citoqueratina-20 mediante técnicas de inmunohistoquimia y RT-PCR.

2) Establecer si el re-estadiaje (ganglionar) del cáncer colorrectal mediante inmunohistoquimía y RT-PCR tiene relevancia clínica respecto al periodo libre de enfermedad, la recidiva y la mortalidad durante un seguimiento de cinco años tras la intervención quirúrgica.

# 4 PACIENTES Y MÉTODO

## 4.1 DISEÑO DEL ESTUDIO

Estudio prospectivo analítico de cohortes con seguimiento clínico a largo plazo.

### 4.1.1 Ubicación y sujetos de estudio

El presente estudio se ha llevado a cabo en el Hospital Universitario Mutua de Terrassa. Este centro posee un área de influencia inmediata de 315.000 habitantes, de los cuales 200.000 pertenecen a la ciudad de Terrassa, Barcelona.
Desde octubre del 2000 hasta Julio del 2005 se han reclutado pacientes afectos de carcinoma colorrectal que cumplían los criterios de inclusión y ninguno de los de exclusión del protocolo de estudio. Asimismo, se incluyeron dos pacientes sometidos a resección quirúrgica de colon derecho por presencia de adenomas vellosos de gran tamaño con focos de displasia de alto grado sin existencia de adenocarcinoma, estos pacientes aportaron al estudio un total de 55 ganglios como grupo control que fueron analizados por todas las técnicas.

### 4.1.2 Criterios de inclusión

Los criterios de inclusión de este trabajo fueron:

- Diagnóstico clínico y anatomo-patológico de neoplasia colorrectal
- Estudio de extensión negativo para enfermedad a distancia en el momento del diagnóstico
- Cirugía electiva (no urgente) con intención curativa: R0
- Disponibilidad de una persona en el equipo quirúrgico para realizar disección ganglionar en fresco

- Paciente capaz de cumplir el protocolo de seguimiento de neoplasia colorrectal
- Consentimiento informado por escrito

### 4.1.3 Criterios de exclusión

Los criterios de exclusión fueron:

- Presencia de enfermedad a distancia en el momento del diagnóstico o durante el acto quirúrgico
- Cirugía de resección sin criterios oncológicos
- Imposibilidad para realizar disección ganglionar en fresco
- Imposibilidad para realizar el seguimiento postoperatorio
- Indicación de tratamiento neoadyuvante con radio-quimioterapia preoperatoria en casos de neoplasia de recto (T3 y/0 N+ en estudio de extensión realizado con ecografía endorrectal)
- Ausencia de consentimiento informado

## 4.2 DIAGNÓSTICO DE LA NEOPLASIA COLORRECTAL Y ESTUDIO PREOPERATORIO

Tras la anamnesis y exploración física del paciente, el diagnóstico inicial se estableció mediante fibrocolonoscopia con toma de biopsias positivas para adenocarcinoma en todos los casos. Posteriormente se llevó a cabo el estudio de extensión y preoperatorio.

En los casos de pacientes afectos de cáncer de colon, el estudio de extensión incluyó: determinación en sangre de CEA (antígeno carcinoembrionario) preoperatorio, ecografía abdominal, radiología de tórax en proyección póstero-anterior y lateral, hemograma, bioquímica y perfil de coagulación. En los pacientes afectos de neoplasia a nivel del ángulo hepático del colon, se amplió el estudio de extensión con tomografía axial computerizada (TC) abdominal y/o fibrogastroscopia (FGS) para descartar una posible afectación del marco duodenal.

En el caso de pacientes afectos de neoplasia de recto, el estudio de extensión incluyó TC abdominal en lugar de ecografía abdominal, rectoscopia y ecografía endorrectal. Estas dos últimas exploraciones se realizaron para identificar aquellos pacientes tributarios de tratamiento neoadyuvante con radio-quimioterapia preoperatoria (T3 y/o N+) y que por lo tanto no podrían incluirse en el estudio.

En todos los casos se realizó una valoración anestésica preoperatoria en la que se determinó el riesgo quirúrgico anestésico del paciente mediante la escala (ASA).

## 4.3 PREPARACIÓN PREOPERATORIA Y PROCEDIMIENTO QUIRÚRGICO

El protocolo para cirugía colorrectal en nuestro centro, incluye el ingreso la tarde antes de la cirugía para realizar preparación colónica. Todos los pacientes realizaron dicha preparación con solución evacuante de Bohm® y posteriormente decontaminación intestinal con antibióticos orales: Neomicina 1 gr y Eritromicina 500 mg. vía oral. Se les practicó una extracción sanguínea para pruebas cruzadas por si fuera necesaria la transfusión intraoperatoria. A los pacientes con tratamiento diurético y/o anticoagulante domiciliario previo, se les determinó un ionograma, función renal y/o perfil de coagulación en el momento del ingreso. El día siguiente al ingreso, con un mínimo de 10 horas de ayuno, fueron sometidos al procedimiento quirúrgico correspondiente.

Cuando por la localización de la neoplasia (colon izquierdo, sigma o recto) se decidió realizar una laparotomía media, el procedimiento anestésico incluyó la colocación de un catéter peridural. Dicho catéter se utilizó posteriormente, durante los tres primeros días postoperatorios, para administración de analgesia. En las cirugías en las que se practicó una incisión subcostal derecha, no se realizó la colocación de catéter peridural.

Una vez abierto el abdomen, el primer paso del procedimiento quirúrgico, consistió en la exploración visual y manual de la cavidad abdominal para descartar signos de carcinomatosis peritoneal o la existencia de metástasis hepáticas. En todos los pacientes se practicó una resección oncológica con intención curativa (R0). Si la neoformación afectaba por contigüidad a algún órgano vecino, se realizó una exéresis en bloque. Todas las piezas de resección incluyeron los pedículos vasculares principales que anatómicamente correspondían según la localización del tumor, márgenes proximales y distales suficientes y libres de enfermedad confirmados por el estudio anatomo-patológico ulterior.

## 4.4 DISECCIÓN GANGLIONAR EN FRESCO E INDIVIDUALIZACIÓN GANGLIONAR

La disección ganglionar en fresco siempre se llevó a cabo por uno o dos cirujanos del equipo quirúrgico. Previamente hubo un asesoramiento por parte de los patólogos de nuestro centro. Este asesoramiento-entrenamiento se produjo inicialmente en piezas de resección colónica incluidas en formol y posteriormente en fresco.

En la antesala de quirófano, se preparó el material necesario para realizar la disección ganglionar en fresco. Dicha disección se inició inmediatamente tras la resección de la pieza quirúrgica.

### 4.4.1 Material necesario

El material utilizado para realizar la disección del meso ganglionar en fresco fue:

- Mesa de Mayo
- Tabla de disección
- Pinzas de disección y mangos de bisturí
- Hojas de bisturí
- Cápsulas numeradas de anatomía patológica
- Gradillas con tubos tipo Eppendorf de 1 ml numerados
- Vaso Dewar conteniendo nitrógeno líquido
- Contenedor con formol

### 4.4.2 Método para la disección ganglionar en fresco

Previa recepción de la pieza se preparó la batería de cápsulas de anatomía patológica y tubos de Eppendorf para recoger las muestras ganglionares. Tanto las cápsulas como los tubos fueron numerados con el número de orden del paciente (número de orden de inclusión en el protocolo), número de ganglio e iniciales de la localización en el meso: 'pt' de peritumoral, 'pv' de perivascular y 'm' de meso. Así la numeración '43-5-pt' corresponde al ganglio número 5 de localización peritumoral del paciente número 43.

Al recibir la pieza de resección y sin abrirla, se disecó y separó meticulosamente el meso de la misma de la parte tubular intestinal, colónica o rectal, dejando al desnudo la porción de tubo digestivo que inmediatamente se sumergió en formol. Se evitó en todos los casos la apertura de la pieza para minimizar al máximo la contaminación con células tumorales del espacio donde se realizaría posteriormente la disección ganglionar.

El meso colónico o rectal, según el caso, se dividió en las siguientes zonas (Figura 2):

- 1- Área peri-tumoral: incluyó cinco centímetros de meso alrededor de la zona colónica o rectal
- 2 - Pedículo vascular: porción del meso alrededor del pedículo principal y ramas secundarias
- 3 - Resto de meso: cualquier porción de meso restante o epiplon que hubiera sido resecado con la pieza y no incluida en las zonas anteriores.

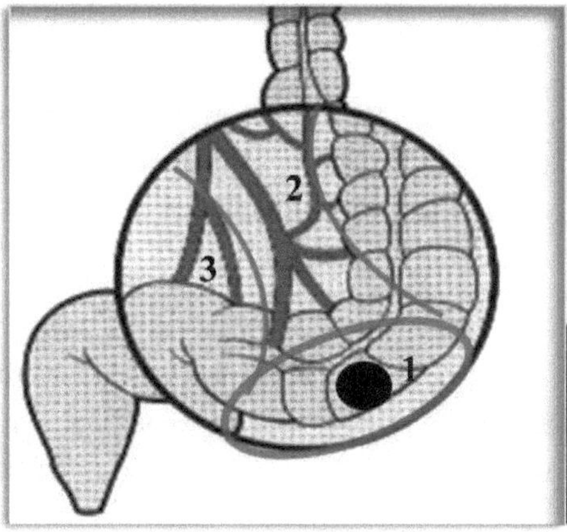


1. Ganglios peritumorales
2. Ganglios perivasculares
3. Resto del meso

**Figura 2.** Esquema de la sectorización del meso.

Una vez sectorizado el meso, se realizó una disección meticulosa de cada una de las regiones o zonas, con pinza de disección y bisturí. Dicha disección fue una combinación de pequeños cortes en la lámina serosa superficial del meso y disección de la grasa mesocólica entre la que se hallaban los ganglios. De esta manera se identificaron y disecaron las adenopatías de forma individualizada. Cada ganglio con dimensiones igual o mayor a 0,5 cm, se cortó por la mitad en el sentido de su eje longitudinal, siendo una mitad ubicada en la cápsula de anatomía patológica y ésta sumergida en formol y la otra mitad se guardó en un tubo numerado tipo Eppendorf y éste a su vez se sumergió en nitrógeno líquido.

A medida que se aislaron los ganglios y se progresó en la disección ganglionar se registró en una hoja de recogida de datos el número de ganglios hallados en las diferentes regiones del meso.

En el caso de adenopatías de tamaño inferior a 0,5 cm, era muy difícil seccionarlas consiguiendo dos mitades similares. Para evitar que el estadiaje ganglionar del paciente pudiera verse afectado por este hecho, se decidió que los ganglios linfáticos obtenidos inferiores a 0,5 cm de diámetro, no se seccionaran por la mitad y todo el material se procesó en las cápsulas de anatomía patológica para el estudio histopatológico convencional y la inmunohistoquimia. Por este hecho el protocolo cuenta con mayor número de determinaciones por histopatología convencional e inmunohistoquimia que por RT-PCR.

La mitad del ganglio guardado en formol fue el material que se utilizó para el diagnóstico histopatológico convencional que realizó el Servicio de Anatomía Patológica de nuestro centro. Sobre parte de este material, posteriormente, se realizó la determinación de micrometástasis mediante la detección de citoqueratina 20 (CK20) por inmunohistoquimia.

El material conservado en nitrógeno líquido se guardó en nevera de -80ºC hasta su procesamiento final en el laboratorio de biología molecular de nuestro centro. Mediante RT-PCR se determinó la presencia de micrometástasis a través de la identificación de CK20.

### 4.4.3 Error atribuible a la técnica de muestreo

Por las características del diseño del estudio, las técnicas empleadas en la detección de micrometástasis, se aplicaron sobre diferentes porciones de ganglio linfático. Así la histopatología convencional y la determinación de CK20 mediante inmunohistoquimia se llevaron a cabo sobre secciones obtenidas de una mitad de los ganglios y la determinación de CK20 por técnica molecular o RT-PCR se realizó sobre todo el material restante de la otra mitad ganglionar congelada en nitrógeno líquido.

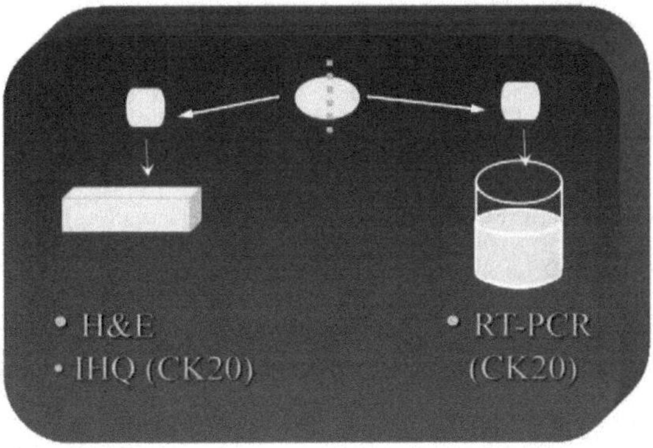


**Fig. 3.** Esquema de partición del ganglio para análisis de micrometástasis.

Asumimos que el error o sesgo derivado de este diseño, se distribuye de forma aleatoria entre todas las muestras recogidas y se valorará en los resultados si tal vez pueda ser la causa de no concordancia de la detección de micrometástasis entre la técnica inmunohistoquímica y la RT-PCR.

# 4.5 TÉCNICAS DE DETERMINACIÓN DE MICROMETÁSTASIS

## 4.5.1 Histopatología convencional: tinción con Hematoxilina-Eosina (H&E)

El procesamiento de las muestras, para la aplicación de la tinción histopatológica de hematoxilina-eosina, incluyó los siguientes pasos:

- *Fijación en formol e inclusión en parafina* – Los ganglios linfáticos, se sumergieron inicialmente en una solución de formol al 40%. Posteriormente se efectuó un proceso de deshidratación e inclusión en parafina durante 12 horas, todo ello se consiguió mediante un procesador automático. Una vez finalizado este proceso, las muestras se incluyeron en bloques de parafina. Este proceso combinado de fijación e inclusión permite conservar las características histológicas del tejido y la morfología de las células que lo constituyen. De este modo, a pesar del paso del tiempo, se pueden recuperar las muestras y sobre ellas aplicar nuevas técnicas y tinciones.

- *Microtomía* – Esta técnica permitió obtener cortes muy finos, de pocas micras de espesor, de los tejidos a estudiar. Para ello se utilizó un micrótomo de rotación o de Minot (Leica, modelo RM 2245).

  Previa microtomía se eliminó el exceso de parafina con la ayuda de un bisturí. Se recortó el bloque lo necesario para su perfecta estabilización en el micrótomo y así se evitaron variaciones en el ángulo de corte o incluso la rotura del bloque con el consiguiente daño en el tejido. Posteriormente se enfriaron los bloques en frigorífico a 4°C para conseguir la consistencia óptima de la parafina antes del corte.

El bloque enfriado y recortado se fijó en el portabloques del microtomo quedando paralelo a la cuchilla. Se manutuvo constante la orientación de la cuchilla respecto al portabloques, formando un ángulo de 10° con el bloque.

En un paso previo a la microtomía se realizó el desbastado eliminando la capa de parafina ubicada por encima de la muestra. En este momento se disminuyó el grosor del corte hasta obtener uno representativo de toda la muestra, es decir, uno donde se vieran todas las capas que formaban el tejido.

Cuando se consideró que la muestra ya era representativa se realizaron varios cortes consecutivos obteniendo una tira. Con la ayuda de un pincel o una aguja histológica se dispuso la tira de cortes en un baño de flotación. En el baño se consiguió un "planchado" de los cortes (la parafina y el tejido se estiraron y perdieron los posibles pliegues). Se recogieron los cortes en un portaobjetos limpio y desengrasado con la ayuda de un pincel. El número de cortes por porta varió según el tamaño de la muestra, cuando la muestra fue de pequeño tamaño se colocaron entre cuatro y seis cortes y si era grande entre uno y dos cortes.

Las preparaciones se secaron por un sistema de calefacción interno que incorpora el teñidor, el secado es necesario para evitar que las muestras se desprendan del porta durante el proceso de tinción.

- *Tinción de Hematoxilina- Eosina* – La hematoxilina es un colorante básico que tiñe estructuras ácidas y basófilas (núcleos celulares). Se trata de un colorante natural sin capacidad tintorial, por lo que hay que oxidarla. El proceso de oxidación de la hematoxilina se conoce como maduración de la hematoxilina. La técnica de tinción incluyó los siguientes pasos:
  - Desparafinar con xilol 5 minutos, xilol 5 minutos
  - Hidratar con alcohol 100° y alcohol 96°, 2 minutos cada baño
  - Sumergir en agua destilada
  - Hematoxilina durante 5 minutos

- Lavado con agua destilada hasta el aclarado total
- Dos o tres inmersiones en alcohol ácido (HCL al 1% más alcohol de 70º). El alcohol ácido actúa como diferenciador (elimina el exceso de colorante)
- Agua destilada que frena la acción del diferenciador
- Eosina durante un minuto
- Agua destilada
- Deshidratación en dos baños de alcohol, uno de 96º durante 10 minutos y el otro de 100º con la misma duración que el anterior
- Aclaración en dos baños de xilol de 10 minutos cada uno

El resultado de la tinción fue:

- Núcleos de color azul
- Citoplasmas y fibras colágenas en rojo o rosa
- Eritrocitos de color rojo brillante

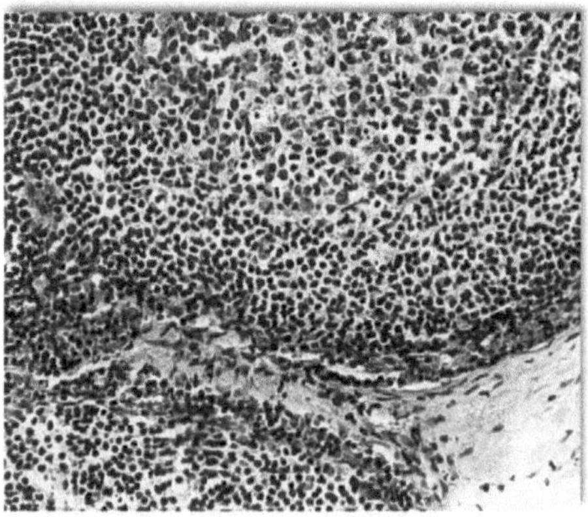

**Fig. 4.** Preparación histológica con Hematoxilina- Eosina.

### 4.5.2 Tinción inmunohistoquímica: determinación de citoqueratina 20

Las técnicas IHQ permiten la detección, identificación y localización de componentes celulares gracias al reconocimiento de la reacción entre el elemento celular/tisular a estudiar (Ag) y el anticuerpo (Ac) contra este componente. Para poder hacer visible el complejo Ag-Ac se emplea la peroxidasa.

La actividad de la peroxidasa depende de la ayuda de otra sustancia, en esta técnica se ha empleado la diaminobenzidina (DAB), que actúa como donante de electrones. Durante esta donación el DAB se oxida y se transforma en un producto marronáceo insoluble en alcohol que es el que da color a las células donde se produce la unió Ag-Ac.

En nuestro laboratorio se ha trabajado con el sistema de detección Dako En Vision™ Flex+ (Kit ref. K8012 i K8013) que incluye las soluciones tampón para la recuperación antigénica y los reactivos necesarios para la conjugación Ag-Ac y para su detección y el cromógeno DAB entre otros productos (buffers, portaobjetos...).

Para este estudio se utilizaron el Ac monoclonal de ratón contra la citoqueratina 20 humana (clon Ks 20.8) de la casa comercial Dako (código M 7019). Se presenta en estado líquido bajo la forma de inmunoglobulina G purificada dentro de una solución de Tris/HCL 0.05 mol/L, NaN3 15 mmol/L y suero bovino a 1% y pH7.2. Este Ac purificado se diluyó en proporción 1:50 en EnVision™ Flex+ Antibody diluent.

El Ac marca la citoqueratina 20 que forma parte de los filamentos intermedios presentes en la base del citoesqueleto celular.

A continuación, se describen los pasos de la técnica inmunohistoquímica:

- *Microtomía* – Con el microtomo (de rotación o de Minot - Leica, modelo RM 2245) se obtuvieron secciones de pocas micras de grosor, entre 3 y 5 µm, se recogieron en portaobjetos especiales para la técnica inmunohistoquímica (Dako

REAL™ Capillary Gap Microscope Slides 75µm) que proporcionaron mayor adherencia del vidrio a la muestra.

- *Desparafinación y rehidratación* – Todos los tejidos que han sido tratados con formol e incluidos en parafina, deben ser sometidos a desparafinación y rehidratación para poder aceptar las soluciones que actuarán posteriormente sobre ellas, las cuales son hidrosolubles.

- *Recuperación antigénica* – Es preciso desenmascarar el epitopo (parte de una macromolécula que es reconocida por el sistema inmunológico [Ag]), ello se consiguió mediante la aplicación de calor. La exposición de los antígenos se obtuvo incubando las muestras durante 20 minutos a 90°C en EnVision™ FLEX Target Retrieval Solution, Low pH (tampón citrato, pH 6.1 diluido en proporción 1:10 en agua destilada).

Los tres pasos mencionados hasta ahora se realizaron simultáneamente utilizando el PTLink.

- *Lavado con Buffer durante 10 minutos.*

El procesamiento continuó con la introducción de las muestras en la máquina DakoAutostainer Plus que realizó de forma automática las incubaciones que se detallan a continuación:

- *Bloqueo de la peroxidasa celular endógena* – Se incubó en EnVision™ FLEX Peroxidase-Bloquing Reagent (tampón fosfato con peróxido de hidrógeno, $NaN_3$ 15mmol/L y detergente) durante 5 min. Con este paso se evitó que el enzima peroxidasa existente en las células de la muestra participara en las reacciones posteriores y como consecuencia se produjera una reacción de fondo no específica.

- *Aplicación del anticuerpo primario* – Reacción Ag-Ac. Incubación del Ac CK 20 durante 30 min.
- *Reacción de detección del complejo Ag-Ac* – Incubación en EnVision™FLEX HRP durante 20 min. Esta es una solución tampón que contiene cadenas de dextrano sobre las que se acoplan un gran número de moléculas de peroxidasa (HRP) y de moléculas de Ac secundario de cabra dirigidas contra las inmunoglobulinas de ratón que forman el Ac primario CK 20. La solución se complementó con una proteína estabilizadora y un agente conservador.
- *Aplicación del cromógeno DAB* – El EnVision™FLEX DAB + Chromogen (Tetrahidroclorur de 3,3-diaminobenzidina en solvente orgánico) se diluyó en EnVision™FLEX Substrate Buffer (solución tampón con peróxido de hidrógeno y un agente conservador.) La incubación del DAB diluido durante 10 minutos produjo una coloración marronácea sobre el emplazamiento del Ag diana.
- *Contracoloración* – Tinción con hematoxilina: se aplicó el colorante durante 5 min. De este modo se tiñeron los núcleos celulares de color azul claro.
- *Deshidratación y aclaramiento* – Una vez la muestra estuvo teñida, se preparó para aceptar el medio del montaje: el DPX.
- *Montaje* – Para poder visualizar en el microscopio los resultados obtenidos con la tinción y que la intensidad de ésta se conserve con el tiempo, hace falta montar la muestra. Para ello se aplicó sobre el tejido teñido una gota de PDX (sustancia hidrófoba que permite conservar la tinción en el tiempo) y encima de esta se colocó un portaobjetos.

Este proceso de deshidratación y montaje se realizaron de forma automática en el teñidor.

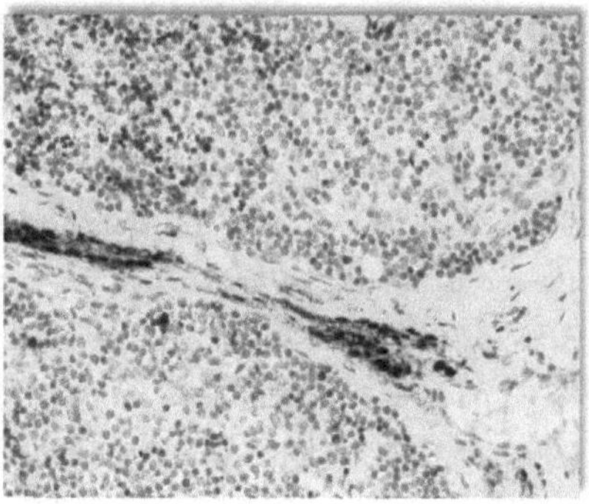

**Fig. 5.** Preparación histológica con tinción inmunohistoquímica para CK 20.

### 4.5.3 RT-PCR: determinación de citoqueratina 20

Previa aplicación de la técnica de RT-PCR para la detección de CK 20, se realizó la extracción del ARN base de cada ganglio con el que vamos a trabajar.

#### 4.5.3.1 Extracción tisular de ARN

Para la extracción del ARN de cada ganglio linfático se precisó el siguiente material:

- Micromortero de cristal
- Hielo
- Bisturí
- Jeringas y agujas de 1ml
- RNeasy Mini Kit Qiagen®
- Tubos Eppendorf de 1.5ml y 2ml con tapa
- Etanol 70%

- Tejido ganglionar, mantenido en congelación a -80ºC hasta el momento de su procesamiento

***Técnica de extracción de RNA*:**

A continuación, se describen los pasos de la técnica utilizada para la extracción ganglionar mediante la utilización del *kit* comercial: RNeasy Mini Kit Qiagen®de Izasa.

1.- Sección del material ganglionar en porciones de 3mm. cúbicos de tejido. Esta medida equivale a 30 mg de ganglio.

2.- Introducción del trozo de ganglio en el mortero previamente enfriado a -20Cº y homogeneización.

3.- Añadir 600µl de Buffer RTL (por cada ml de Buffer RTL se añadieron 10 el de beta-mercaptoetanol) y nueva homogenización de la mezcla con jeringa y aguja.

4.- Dispensación de toda la mezcla en un tubo tipo eppendorf de 1.5 ml y centrifugación durante 3minutos a 12000 rpm.

5- Transferencia del sobrenadante a un nuevo tubo tipo eppendorf de 2 ml.

6- Añadir 600µl de Etanol 70% y mezclar inmediatamente con pipeta. No centrifugar

7- Pipetear 700µl de la muestra y dispensarlo en la Rneasy mini columna en el collection tube. Cerrar el tubo y centrifugar 15 segundos a 10000 rpm. Este "collection tuve", en castellano tubo colector, tiene incluida una pequeña columna en su interior con dos filtros a través de los cuales pasa el líquido y donde queda contenido el material de donde se extrae finalmente el ARN tras completar todos los pasos.

8- Descartar el líquido del tubo colector y añadir 700µl de Buffer RW1(incluido) en la columna. Cerrar el tubo y centrifugar 15 segundos a 10000 rpm.

9 - Descartar el tubo colector e introducir la mini columna en nuevo tubo colector. Añadir 500µl de Buffer RPE (incluido) en la columna. Cerrar tubo y centrifugar 15 segundos a 10000 rpm.

10- Descartar el líquido del tubo colector y añadir 500µl de Buffer RPE en la columna. Cerrar el tubo y centrifugar 2 minutos a 10000 rpm.

11- Descartar el tubo colector e introducir la mini columna en un tubo eppendorf de 1.5ml. Añadir 50µl de agua "Rnasa free" a la columna y centrifugar 1 minuto a 10000 rpm.

Una vez centrifugado se desechó la columna y quedó el tubo de 1.5ml con el RNA extraído (aproximadamente un volumen de 50µl) (Figura 5). El ARN extraído se almacenó a -80°C.

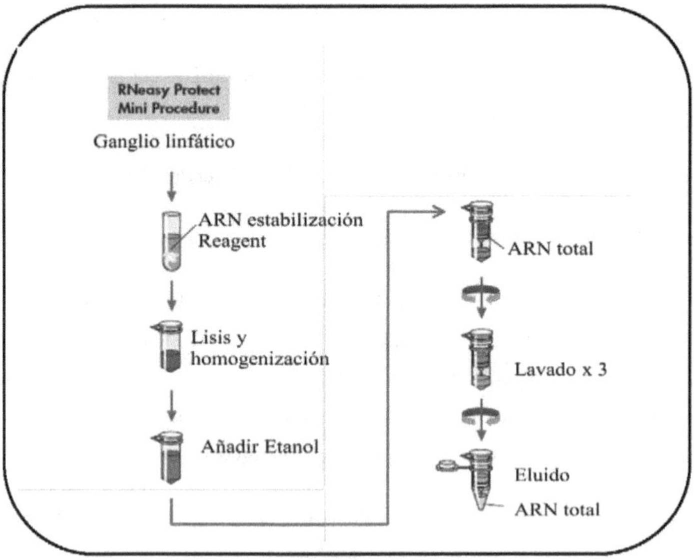


**Figura 6.** Esquema del procedimiento de extracción de ARN del tejido ganglionar.

### 4.5.3.2 RT- PCR

Con el objetivo de aumentar la sensibilidad y especificidad de la técnica cualitativa, en este estudio se ha utilizado una variante de la RT-PCR, llamada PCR anidada, del inglés *Nested PCR*.

La PCR anidada comprende dos rondas de amplificación sucesivas con dos pares de cebadores o *primers* distintos en cada una, de tal modo que los cebadores utilizados en la segunda PCR (*internal* o *nested PCR*) flanqueen una región genómica amplificada en la primera reacción en cadena (*external PCR)* Figura 5.

El método de la PCR anidada se utiliza sobre todo cuando se tienen pequeñas cantidades del ADN de interés o cuando se quieren evitar las amplificaciones inespecíficas que a veces se observan con la PCR clásica.

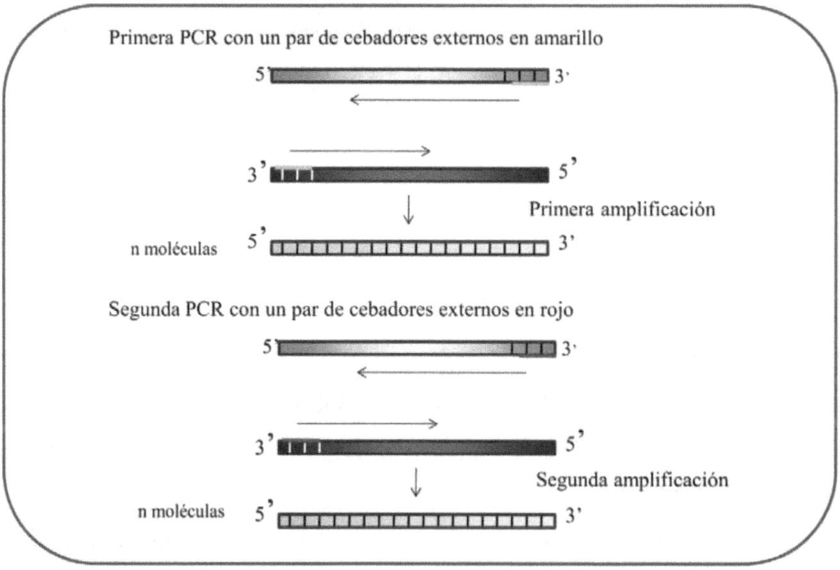


**Figura 7.** Esquema de la PCR anidada o *Nested PCR*.

Las secuencias de iniciadores o cebadores para la cadena de DNA se escogieron utilizando el programa *Heidelberg Unix Squence analysis Software.* Los iniciadores ubicados en los exones 1 y 3 y 1 y 2 fueron los elegidos por su diferente tamaño, permitiendo la diferenciación de los productos de amplificación de las dos reacciones de PCR.

***Primera PCR o PCR externa*** – Para la primera reacción PCR, los iniciadores fueron (1.for and 558.rev) con una temperatura de alineamiento de 10ºC (es la temperatura a la cual los iniciadores se unen con el ARN plantilla). Para la segunda PCR (139.for and 429.rev) se eligieron iniciadores que previnieran la unión a los lugares de los iniciadores de la primera reacción. La temperatura óptima de alineamiento de ambas parejas de iniciadores fue testada experimentalmente de forma previa.

La cadena complementaria de ADN se sintetizó con una transcripción reversa mediante el kit (1st Strand cDna Synthesis kit for RT-PCR), utilizando 1 μg de ARN tal y como está recomendado por el fabricante (ROCHE) y el iniciador CK 20 558.rev en una reacción total con un volumen de 20μL.

La PCR se llevó a cabo bajo las siguientes condiciones:

- 25 pmoles de cada iniciador
- 0,2 mM de trifosfato deoxynucleótido
- 1,5 mM de $MgCl_2$
- 2,5 unidades de Taq DNA polimerasa (Ecotaq polimerasa)
- PCR *buffer* o tampón: 160mM (NH4)2SO4; 670mM Tris-HCl (ph 8.8 a 25ºC); 0.1% Tween-20

En la primera PCR, para amplificar las cadenas de ADN complementario de la CK 20, se añadieron 5μl de la mezcla de la reacción de la transcripción reversa con un volumen de reacción total de 50 μl. Los primers utilizados fueron: 1 for

(ATGGAT1TCAGTCGCAGA) y 558.rev (ATGTAGGGTI'AGGTCATCAAAG). Se efectuaron 35 ciclos de amplificación con intervalos de 30 segundos con temperaturas de 93°C, 56°C y 72°C, con un paso de extensión final a 72°C de 10 min.

***PCR interna o Nested PCR*** – Para llevar a cabo esta segunda PCR se utilizaron 20 µl de la solución resultante de la primera PCR. El volumen total de esta segunda reacción fue del100 µl. Los iniciadores utilizados fueron 139.for (TCCAACTCCAGACACACGGTGAACTATG) y 429.rev (CAGGACACACCGAGCA'ITT'TGCAG) a 35 ciclos con intervalos de 30 segundos con temperaturas de 93°C, 72°C y 72°C, con un paso de extensión final a 72°C de 10 min.

De forma aleatoria se intercalaron controles positivos obtenidos de tumores colorrectales y controles negativos con agua destilada para comprobar que no hubiera contaminación por DNA amplificado en todo el proceso.

Los productos de la PCR fueron analizados por electroforesis sobre gel de agarosa al 2%.

La calidad del ARN y el rendimiento de la transcripción reversa de todas las muestras analizadas fueron confirmadas mediante la amplificación por RT-PCR y transcripción del gliceraldehido-3-fosfato-deshidrogenasa (GAPH) (Figura 8).

| POSICION /PRIMERS | Nº LABORATORIO | BANDA | NO BANDA |
|---|---|---|---|
| 1/ Marcador P.M. | - | - | - |
| 2/ CK-20(N) | 38-19 | | X |
| 3/ GAPH | 38-19 | X | |
| 4/ CK-20(N) | 38-20 | | X |
| 5/ GAPH | 38-20 | X | |
| 6/ CK-20(N) | 38-21 | X | |
| 7/ GAPH | 38-21 | X | |
| 8/ CK-20(N) | 38-22 | | X |
| 9/ GAPH | 38-22 | X | |
| 10/ CK-20(N) | 38-23 | X | |
| 11/ GAPH | 38-23 | X | |
| 12/ CK-20(N) | 38-24 | | X |
| 13/ GAPH | 38-24 | X | |
| 14/ CK-20(N) | 38-25 | | X |
| 15/ GAPH | 38-25 | X | |
| 16/ Control Negativo | Agua destilada | | X |

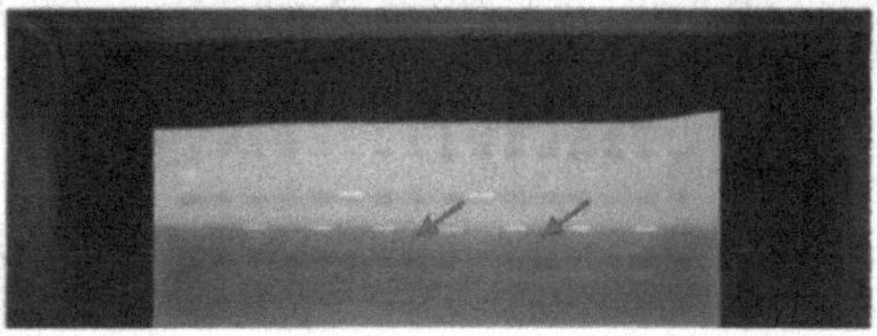

**Figura 8.** Resultados de determinación de CK 20 mediante RT-PCR

## 4.6 ESTADIAJE ANÁTOMO-PATOLÓGICO

El estadiaje anatomo-patológico de los pacientes incluidos en este estudio, se realizó por el equipo de patólogos del Servicio de Anatomía Patológica del Hospital Mutua de Terrassa.

Dicho estadiaje se basó en la clasificación TNM, la cual establece el pronóstico del paciente según la extensión de la enfermedad en tres dimensiones: en el lugar primario (T), la presencia o ausencia de tumor en los ganglios linfáticos regionales (N) y la presencia o ausencia de metástasis a distancia (M).

La clasificación obtenida tras el estudio histopatológico se identificó con el prefijo “p”.

***Tumor primario*** – La clasificación T definió la afectación de las distintas capas que componen la pared del colon y el recto:

- TX: No se puede evaluar el tumor primario
- T0: No hay evidencia de tumor primario
- Tis: Tumor intraepitelial o intramucoso sin sobrepasar la muscularis mucosae
- T1: Tumor que invade la submucosa
- T2: Tumor que invade la muscular propia
- T3: Tumor que atraviesa la muscular propia e invade la subserosa o los tejidos pericólicos o perirrectales no recubiertos por el peritoneo
- T4: Tumor que invade estructuras adyacentes (T4a) o perfora el peritoneo visceral (T4b)

*Notas:*

1. Tis: presencia de células cancerosas confinadas dentro de la membrana basal glandular (intraepitelial) o de la lámina propia (intramucoso) sin extensión a través de la muscular de la mucosa en la submucosa.

2. La invasión directa en T4 incluyó la invasión de otros segmentos del tracto colorrectal, por ejemplo, invasión del colon sigmoide por un carcinoma del ciego.

3. El tumor adherido a otros órganos o estructuras, macroscópicamente, se clasificó como T4. Sin embargo, si no había tumor en la adhesión, microscópicamente, la clasificación fue de pT3.

Además de la comprobación de la afectación directa del peritoneo, también se consideró afectación peritoneal (pT4b) cuando se encontró reacción mesotelial inflamatoria y/o hiperplásica con tumor muy próximo a la superficie serosa, aunque no se viera afectación directa.

***Ganglios linfáticos regionales*** – La clasificación N definió el grado de afectación de los ganglios linfáticos

- Nx No se pudo evaluar por incluir menos de 12 ganglios
- N0 No se encontró afectación metastásica
- N1 Metástasis en 1 a 3 ganglios linfáticos regionales
- N2 Metástasis en 4 o más ganglios linfáticos regionales

Aunque se considera que el número de ganglios mínimo para poder predecir la negatividad ganglionar es de 12, se aplicó siempre la clasificación pN cualquiera que fuera el número de ganglios aislados.

Los nódulos tumorales aislados en la grasa pericólica o perirrectal en los que no se identificaron restos de ganglio linfático en el examen histológico, se incluyeron en la categoría N si eran de contorno liso y redondeado. Los de contorno irregular se consideraron extensión extramural discontinua del tumor primario y se asignaron a la categoría T. Los ganglios linfáticos no regionales se clasificaron como metástasis (pM1).

*Micrometástasis y células tumorales aisladas en ganglios linfáticos* – Los criterios morfológicos son los mismos que los establecidos en tumores de otras localizaciones.

- Micrometástasis: entre 0,2 y 2 mm. de dimensión máxima. Se clasificaron como **pN1 mic.**
- Células aisladas: hasta 0,2 mm. de dimensión máxima, cualquiera que fuera el método de detección (histología convencional, inmunohistoquímica o biología molecular). Se clasificaron como **pN0** en el estadiaje histopatológico.

***Metástasis a distancia*** – Su diagnóstico en los pacientes del estudio tanto durante el estudio de extensión preoperatorio como en el examen intraoperatorio implicó la exclusión del estudio

- Mx No se puede evaluar
- M0 Sin evidencia de metástasis a distancia
- M1 Evidencia de metástasis a distancia

### *Agrupación por estadios*

| | | | |
|---|---|---|---|
| Estadio 0 | Tis | N0 | M0 |
| Estadio I | T1<br>T2 | N0<br>N0 | M0<br>M0 |
| Estadio IIA | T3 | N0 | M0 |
| Estadio IIB | T4 | N0 | M0 |
| Estadio IIIA | T1 – T2 | N1 | M0 |
| Estadio IIIB | T3 – T4 | N1 | M0 |
| Estadio IIIC | Cualquier T | N2 | M0 |
| Estadio IV | Cualquier T | Cualquier N | M1 |

## 4.7 PROTOCOLO DE SEGUIMIENTO DEL CÁNCER COLORRECTAL

El seguimiento de los pacientes incluidos en el estudio se realizó en los dispensarios de consultas externas correspondientes a la sección de coloproctología del Servicio de Cirugía General del Hospital Mutua de Terrassa. Dicho seguimiento está protocolizado y diferenciado según el estadio anatomo-patológico que presentó el paciente tras la resección quirúrgica.

Esquema de seguimiento para cada uno de los estadios:

| **ESTADIO I** | **MESES** | | | | | | | | | | | | | | |
|---|---|---|---|---|---|---|---|---|---|---|---|---|---|---|---|
| | **1** | **3** | **6** | **9** | **12** | **15** | **18** | **21** | **24** | **30** | **36** | **42** | **48** | **54** | **60** |
| **CEA** | | | X | | X | | X | | X | X | X | | | | |
| **Exploración física** | | | X | | X | | X | | X | X | X | | | | |
| **Ecografía abdominal** | | | | | X | | | | X | | X | | | | |
| **Fibrocolonoscopia Si:**<br>**- No FCS total previa o colon mal preparado** | | X | | | | | | | | | | | X* | | |
| **Si FCS total previa** | | | | | | | | | | | X* | | | | |

*Posteriormente colonoscopia de control cada 3 – 5 años.

| ESTADIO II bajo riesgo | MESES | | | | | | | | | | | | | | |
|---|---|---|---|---|---|---|---|---|---|---|---|---|---|---|---|
| | 1 | 3 | 6 | 9 | 12 | 15 | 18 | 21 | 24 | 30 | 36 | 42 | 48 | 54 | 60 |
| **CEA** | | X | X | X | X | X | X | X | X | X | X | X | X | X | X |
| **Exploración física** | | X | X | X | X | X | X | X | X | X | X | X | X | X | X |
| **Rx de tórax** | | | | | X | | | | X | | | | | | X |
| **TC abdominal** | | | X | | | | X | | | | X | | | X | |
| **Eco abdominal** | | | | | X | | | | X | | | | X | | X |
| **Fibrocolonoscopia SI: -No FCS total previa o colon mal preparado** | X | | | | | | | | | | | | X* | | |
| **SI FCS total previa** | | | | | | | | | | | X* | | | | |

*Posteriormente colonoscopia de control cada 3 – 5 años

| ESTADIO II alto riesgo** y ESTADIO III | MESES | | | | | | | | | | | | | | | | |
|---|---|---|---|---|---|---|---|---|---|---|---|---|---|---|---|---|---|
| | 1 | 3 | 6 | 9 | 12 | 15 | 18 | 21 | 24 | 27 | 30 | 33 | 36 | 42 | 48 | 54 | 60 |
| **CEA** | | X | X | X | X | X | X | X | X | X | X | X | X | X | X | X | X |
| **Exploración física** | | X | X | X | X | X | X | X | X | X | X | X | X | X | X | X | X |
| **TC toracoabdominal** | X | | | | X | | | | X | | | | X | | X | | |
| **Eco abdominal** | | | X | | | | X | | | | X | | | X | | X | |
| **Fibrocolonoscopia SI: -No FCS total previa o colon mal preparado** | X | | | | | | | | | | | | | | X* | | |
| **SI FCS total previa** | | | | | | | | | | | | | X* | | | | |

*Posteriormente colonoscopia de control cada 3 – 5 años.

** **Se consideran factores de alto riesgo:**

- Oclusión
- Perforación
- T4 N0
- Pobremente diferenciado o indiferenciado
- Infiltración venosa extramural
- Linfadenectomía con menos de 12 ganglios
- T3 con adherencia a otros órgano

### 4.7.1 Determinación de CEA

El CEA no posee una sensibilidad y especificidad absolutas para el cáncer colorrectal. Así, elevaciones plasmáticas del CEA pueden estar provocadas por otras enfermedades no neoplásicas como la cirrosis hepática, enfermedad inflamatoria intestinal, úlcera péptica, pancreatitis e insuficiencia renal. El tabaquismo es otra causa frecuente de elevación del CEA. Por este motivo, el CEA se utiliza en la práctica habitual de nuestro centro como marcador de recidiva y en la monitorización de tratamientos complementarios.

***Elevación del CEA en estadios I, II y III*** – Una elevación del 30% sobre el valor previo puede indicar la aparición de una recidiva. Por este motivo, cuando se detectó una elevación del CEA de estas características, se realizaron dos o tres determinaciones seriadas (a intervalos de tiempo de 2-4 semanas) para confirmarla. En caso afirmativo se realizó de forma rápida una serie de exploraciones complementarias para diagnosticar la posible recidiva de la enfermedad precozmente. Dichas exploraciones fueron:

- TC tóraco-abdominal
- Colonoscopia
- PET-FDG

# 4.8 VARIABLES DEL ESTUDIO

Todos los pacientes incluidos en el estudio se identificaron según el número de historia clínica y un número de orden asignado de forma correlativa según se fueron incluyendo en el protocolo.

Se diseñó una base de datos con el programa Access (Microsoft Office 2007) donde se registraron todas las variables que se describen a continuación:

Se registraron las fechas de los eventos relevantes en el proceso del paciente:

- Fecha de ingreso
- Fecha de intervención
- Fecha de alta
- Fecha de diagnóstico de recidiva
- Fecha de último seguimiento
- Fecha de éxitus si lo hubo

Las variables incluidas se agruparon en los siguientes apartados:

- Variables clínicas
- Variables intraoperatorias
- Variables anatomo-patológicas
- Variables de seguimiento
- Variables de estudio de micrometástasis

A continuación describiremos las características más relevantes de cada grupo de variables.

### 4.8.1 Variables clínicas

Entre estas variables se incluyeron los datos demográficos como edad, sexo, peso y talla. La variable calculada del índice de masa corporal (IMC: peso / talla $^2$)

Se recogió el síntoma guía por el cual consultó el paciente:

- Cambio ritmo deposicional
- Rectorragia
- Anemia
- Pérdida de peso
- Dolor abdominal

La localización del tumor:

- Ciego
- Colon derecho (incluye ángulo hepático)
- Colon transverso
- Colon izquierdo (incluye ángulo esplénico)
- Sigma
- Recto alto (tercio superior)
- Recto bajo

Categoría de ASA:

- ASA I
- ASA II
- ASA III

- ASA IV

Entre las variables analíticas se registró el CEA preoperatorio y las siguientes variables analíticas en el pre y postoperatorio :

- Hemoglobina
- Proteínas totales
- T. protrombina
- Creatinina
- Albúmina

### 4.8.2 Variables intraoperatorias

En este apartado se registraron detalles del procedimiento quirúrgico entre los que se incluyeron el tiempo operatorio y el tipo de procedimiento quirúrgico efectuado:

- Hemicolectomía derecha
- Hemicolectomía derecha ampliada
- Hemicolectomía izquierda
- Hemicolectomía izquierda ampliada
- Sigmoidectomía
- Colectomía subtotal
- RAA: resección anterior alta
- RAB: resección anterior baja

Se registró si el paciente recibió o no transfusión sanguínea en algún momento del ingreso, previa cirugía en los pacientes que ingresaron con anemia severa, intraoperatoriamente o bien durante el postoperatorio. No se hizo distinción en qué momento se recibió la transfusión. También se registró el número de unidades transfundidas.

### 4.8.3 Variables postoperatorias

Basados en las variables recogidas en el apartado clínico, se calcularon las variables de variación entre los datos analíticos pre y postoperatorios:

- Variación de hemoglobina: Hb pre - Hb post
- Variación de albúmina: ALB pre - ALB post
- Variación de proteínas totales: Prots pre - Prots post

Se registraron las complicaciones que acontecieron en estos pacientes así como la mortalidad cuando la hubo y su causa.

En este apartado se calcularon las variables de estancia hospitalaria siguientes:

- Estancia hospitalaria: fecha de alta – fecha de ingreso
- Estancia postoperatoria: fecha de alta – fecha de intervención

### 4.8.4 Variables anatomo-patológicas

Se incluyeron todos los datos del informe anatomo-patológico con valor pronóstico en la evolución de los pacientes afectos de CCR y las características del tumor:

- Tipo histológico
- Grado de diferenciación: recogido en dos y tres categorías
- Patrón de crecimiento tumoral
- Existencia o ausencia de invasión perineural, de vasos venosos o linfáticos
- Existencia o ausencia de reacción linfocitaria
- Tamaño tumoral
- Nº total de ganglios identificados
- Nº total de ganglios positivos

- Nº de ganglios según la sectorización del meso: peritumorales, perivasculares y meso. De cada una de estas variables se registró el número total de ganglios en cada localización y cuántos de ellos fueron positivos
- Se calculó la variable índice ganglionar como el cociente entre el número de ganglios positivos y el número total de ganglios. Este índice se calculó por el número total de ganglios, así como para cada una de las localizaciones en las regiones del ganglio (peritumoral , perivascular y meso)
- Parámetro T: según las diferentes categorías de extensión del tumor en la pared rectal o colónica definidas en la clasificación TNM:
    - T0
    - T1
    - T2
    - T3
    - T4
- Parámetro N: según las diferentes categorías de afectación ganglionar definidas en la clasificación TNM:
    - N0
    - N1
    - N2

La clasificación TNM se obtuvo como variable calculada mediante la combinación de la T y la N de cada paciente, todo ello gestionado por la sintaxis del programa estadístico.

### 4.8.5 Variables del seguimiento

Durante el seguimiento de los pacientes incluidos en el estudio se realizaron determinaciones de CEA al mes de la cirugía, y posteriormente cada 3 meses hasta los dos años de seguimiento, a partir de donde se realizó una determinación cada seis meses hasta completar los cinco años de seguimiento. Los pacientes con seguimiento superior a 5 años, tuvieron posteriormente una determinación de CEA anual.

Se definió una variable categórica (SI/NO) para registrar aquellas recidivas de la enfermedad detectadas mediante la elevación del CEA.

Se registró la prueba diagnóstica que identificó la recidiva:

En el momento de efectuar la última actualización del seguimiento en enero del 2009 se definió el estado del paciente según las siguientes categorías:

- VSE: vivo sin enfermedad
- VCE: vivo con enfermedad
- MSE: muerto sin enfermedad
- MCE: muerto con enfermedad

Se obtuvieron las variables de duración de seguimiento e intervalo libre de enfermedad como variables calculadas:

- Duración del seguimiento: fecha de último control o fecha de éxitus - fecha de la intervención
- ILE (intervalo libre de enfermedad) que según la situación del paciente se calculó de la siguiente forma:
    - Para los pacientes VSE: fecha último seguimiento – fecha intervención
    - Para los pacientes VCE: fecha detección recidiva – fecha intervención
    - Para los pacientes MSE: fecha éxitus – fecha intervención
    - Para los pacientes MCE: fecha detección recidiva – fecha intervención

### 4.8.6 Variables para estudio de micrometástasis

Para llevar a cabo la valoración de micrometástasis mediante las técnicas de inmunohistoquimia y RT-PCR, se creó una base de datos específica y relacionada con la base de datos general. En ella se registró el número de identificación del paciente y cada uno de los ganglios que de él se disecaron. Se registraron a su vez, las técnicas aplicadas a cada ganglio así como los resultados de las mismas.

Así pues, cada paciente obtuvo una **N** del estadio ganglionar general determinado por el estudio convencional mediante hematoxilina-eosina; la que denominamos **N-iq** del estadio ganglionar obtenido mediante técnica de inmunohistoquimia y una **N-pcr** del estadio ganglionar que proporcionó la técnica de RT-PCR.

Posteriormente se calculó el estadio obtenido con la técnica de inmunohistoquimia utilizando el resultado de la N-iq y fue el **Estadio-iq**. De la misma forma se calculó el **Estadio-pcr**, utilizando la N-pcr.

Se calcularon los índices ganglionares referentes al análisis ganglionar con cada técnica.

El registro de la sectorización de los ganglios linfáticos según su ubicación en el meso (zona peritumoral, perivascular o del meso), permitió conocer posteriormente, mediante la aplicación de sintaxis adecuada en el programa estadístico, el porcentaje de "skip" metástasis (metástasis de escape o salto de estación ganglionar) por cada una de las técnicas: hematoxilina eosina, inmunohistoquimia y RT-PCR.

## 4.9 ANÁLISIS ESTADÍSTICO

Se realizó un estudio descriptivo de la los pacientes incluidos en el estudio. Las variables cuantitativas se presentan mediante la media aritmética, el intervalo de confianza del 95% y el rango. Las variables cualitativas se describen por sus frecuencias y tanto por ciento.

El estudio bivariante incluyó el análisis mediante la $\chi^2$ o test exacto de Fisher para comparación entre variables categóricas. La relación entre variables cualitativas y cuantitativas se evaluó dependiendo de la naturaleza de la variable explicativa, utilizando el análisis de la variancia (ANOVA) y el test de la t-Student para variancias iguales, debiendo utilizar la U de Mann-Whitney cuando éstas fueron diferentes. El valor de significación estadística se fijó en $P < 0.05$.

La tasa de recidiva se calculó desde el momento de la cirugía hasta el momento de aparición de la recidiva.

La tasa de supervivencia se calculó desde el momento de la cirugía hasta el último control clínico de seguimiento o hasta la fecha de muerte, mediante la metodología Kaplan-Meier, siendo las variables dependientes de interés: recidiva y éxitus. Para la supervivencia global de la serie se tuvieron en cuenta todos los casos de éxitus independientemente de la causa. Para el estudio de supervivencia ajustado se consideraron casos censurados, aquellos pacientes cuya causa de muerte estuvo relacionada con el cáncer colorrectal. Para detectar diferencias entre los distintos estratos de las variables, se utilizó el test de Log-rank. Para determinar como la recidiva y el tiempo de supervivencia se ven afectadas por otras covariables, y para controlar por el efecto confusor de las mismas, se realizó un análisis multivariado de regresión de Cox. Los riesgos fueron estimados con un 95% IC.

Se calculó la sensibilidad, especificidad y valores predictivos positivos y negativos de la determinación de micrometástasis por técnica inmunohistoquimia y RT-PCR, respecto a la supervivencia y a la aparición de recidiva.

El análisis estadístico se realizó con el paquete estadístico SPSS versión 11.5 para Windows.

# 5 RESULTADOS

## 5.1 ANÁLISIS DESCRIPTIVO

### 5.1.1 Datos clínicos

Desde Octubre del 2000 hasta Julio del 2005 se han incluido un total de 101 pacientes afectos de carcinoma colorrectal que cumplían los criterios de inclusión y ninguno de los de exclusión del protocolo de estudio. De éstos, se excluyó en el postoperatorio inmediato, una paciente con antecedente de neoplasia de mama intervenida hacía 20 años, que cursó con clínica de dorsalgia y astenia y fue diagnosticada durante el ingreso de metástasis óseas múltiples. La serie sobre la que se muestran los resultados consta de 100 pacientes.

Sesenta pacientes fueron hombres y 40 mujeres, con una edad media de 68 ± 11 años. De todos ellos, 76 pacientes presentaron tumores colónicos y 24 tumores rectales. En la Tabla 8 se muestra la distribución de frecuencias según localización específica:

**Tabla 8**. Frecuencias de localización específica de neoplasias en colon y recto.

| COLON (n =76) | | RECTO (n =24) | |
|---|---|---|---|
| **Ciego** | 14 | **Alto** | 15 |
| **Derecho** | 15 | **Medio** | 7 |
| **Transverso** | 2 | **Bajo** | 2 |
| **Izquierdo** | 3 | | |
| **Sigma** | 42 | | |

La sintomatología más frecuente en el momento del diagnóstico fue la rectorragia, presente en un 46% de los casos, siendo el síntoma menos frecuente el dolor abdominal (Tabla 9).

**Tabla 9.** Distribución de frecuencias de los síntomas de presentación.

| SÍNTOMA | Rectorragia | Cambio ritmo | Anemia | Pérd. peso | Dolor abd. |
|---|---|---|---|---|---|
| **Presente** | 46 | 32 | 30 | 5 | 4 |
| **Ausente** | 54 | 68 | 70 | 95 | 96 |
| **TOTAL** | 100 | 100 | 100 | 100 | 100 |

El 89% de los pacientes motivo de este estudio, ingresaron según lo previsto por el protocolo, la tarde antes a la cirugía. En 16 casos (16%) la intervención quirúrgica se produjo durante el ingreso en el que fueron diagnosticados de la enfermedad, estos pacientes ingresaron desde urgencias por anemia o rectorragia. El ingreso previo a la cirugía tuvo una media de 13± 7 días [5-29].

La valoración anestésica consideró al 67% de los pacientes dentro de la categoría ASA II, siendo un 17% ASA I y un 2% ASA III.

Un total de 27 pacientes requirió transfusión sanguínea en algún momento del proceso: de forma preoperatoria, intraoperatoria o postoperatoriamente.

En la tabla 10 se describen los valores analíticos basales más destacables.

**Tabla 10.** Datos analíticos preoperatorios.

| Variable | Media ± DE | Mediana (rango) |
|---|---|---|
| **IMC (Kg/m$^2$)** | 25,8 ± 3,6 | 25,6 (17,6 – 39) |
| **CEA preop (ng/mL)** | 4,1 ± 6,6 | 2,2 (0,1-52,2) |
| **Hemoglobina (g/dL)** | 13 ± 2,2 | 12,9 (7,1-16,5) |
| **Albúmina (g/L)** | 36,3 ± 5,3 | 35,5 (25-49) |
| **Proteínas totales (g/L)** | 70 ± 5,3 | 70 (49-83) |
| **Creatinina (mg/dL)** | 1,03 ± 0,16 | 1,02 (0,37-1,58) |
| **Glucosa (mg/dL)** | 109,2 ± 34,5 | 98,5 (82-317) |
| **T. Protrombina** | 1 ± 0,1 | 1 (0,75-1,30) |

### 5.1.2 Datos operatorios

El 85 % de los pacientes de esta serie fueron intervenidos por un cirujano adjunto de la Unidad de Coloproctología de nuestro centro y el 15 % restante fue intervenido por residentes de 4° año durante su rotación en dicha unidad. En todos los pacientes incluidos en el estudio se llevó a cabo una cirugía con criterio oncológico (R0).

Todos los procedimientos quirúrgicos se realizaron bajo anestesia general y mediante cirugía abierta.

El tiempo quirúrgico medio fue de 133 ± 41 minutos con un rango de 50 a 240 minutos.

En la Tabla 11 se presenta la distribución de procedimientos quirúrgicos realizados en los pacientes del estudio.

**Tabla 11.** Relación de procedimientos quirúrgicos.

| Técnica quirúrgica | Frecuencia |
|---|---|
| **Colectomía subtotal** | 1 |
| **Hemicolectomía derecha** | 27 |
| **Hemicolectomía derecha ampliada** | 4 |
| **Hemicolectomía izquierda** | 3 |
| **Sigmoidectomía** | 35 |
| **Resección anterior alta (RAA)** | 21 |
| **Resección anterior baja (RAB)** | 8 |
| **Amputación abdómino-perineal** | 1 |
| TOTAL PROCEDIMIENTOS | 100 |

Respecto a las complicaciones postoperatorias, contamos con un porcentaje global de complicaciones del 25% siendo la complicación más frecuente la infección de herida quirúrgica con un 12 %, seguida del íleo paralítico con un 9%, la evisceración con un 5%, un 3% de fallos de sutura y un 1% de TEP (tromboembolismo pulmonar). Hubo un solo éxitus tras un cierre de ileostomía en una paciente intervenida previamente de una resección anterior baja.

La estancia post-intervención fue de 11,6 ± 6,5 días, con un rango de 5 a 34 días. La estancia hospitalaria es algo mayor a expensas de los 16 pacientes en los que el diagnóstico de la enfermedad se realizó durante el mismo ingreso hospitalario en el que se realizó la intervención quirúrgica: días de estancia hospitalaria: 14,4 ± 10,4 días con un rango de 6 a 53 días.

### 5.1.3 Datos anatomo-patológicos

De las 100 neoplasias estudiadas, en el 97% de los casos se trató del tipo histológico adenocarcinoma y sólo un 3% fueron adenocarcinomas mucinosos. El tamaño tumoral medio medido a través de su diámetro máximo fue de 4,9 ± 2,1 cm (rango de 1 – 13).

En las Tablas 12 y 13 se exponen las características anatomo-patológicas microscópicas de los tumores:

**Tabla 12.** Frecuencias y características tumorales a nivel microscópico.

| CARACTERÍSTICAS AP | Frecuencias |
|---|---|
| **Grado de diferenciación** | n = 100 |
| ▪ Alto grado | 46 |
| ▪ Bajo grado | 54 |
| **Patrón de crecimiento** | n = 100 |
| ▪ Expansivo | 11 |
| ▪ Infiltrante | 43 |
| ▪ Mixto | 46 |
| **Infiltración linfocitaria** | n = 100 |
| ▪ Ausente | 28 |
| ▪ Leve | 57 |
| ▪ Moderado | 15 |

**Tabla 13.** Frecuencia de invasión de estructuras anatómicas a nivel microscópico.

| TIPO DE INVASIÓN | Perineural | Linfática | Vasos venosos |
|---|---|---|---|
| **Presente** | 26 | 22 | 8 |
| **Ausente** | 74 | 78 | 92 |
| **TOTAL** | 100 | 100 | 100 |

Durante la linfadenectomía en fresco se disecaron un total del 2.813 ganglios, los cuales se registraron teniendo en cuenta su localización en el meso. Se identificaron 1.180 ganglios peritumorales (ubicados en un radio de 5 cm de la periferia del tumor primario), 1.014 ganglios perivasculares y 477 ganglios en el resto de meso que no pertenecía a las dos zonas anteriores.

La media de ganglios totales disecados fue de 28,1 ± 13,8, siendo el valor mínimo de ganglios obtenidos ocho y el máximo 90 ganglios. Sólo hay tres pacientes en toda la serie con linfadenectomías de ocho ganglios, el resto tienen un mínimo de 12 ganglios.

La clasificación de los ganglios según la zona del meso de dónde se disecaran, así como su positividad o negatividad según el estudio histopatológico realizado con la tinción de H&E, queda reflejada en la Tabla 14:

**Tabla 14.** Cuantificación de los ganglios obtenidos en la linfadenectomía en fresco estudiados con Hematoxilina-Eosina.

| GANGLIOS | n | Media ± DE | Mediana | Rango |
|---|---|---|---|---|
| TOTALES | 2.813 | 28,1± 13,8 | 25,5 | 8 - 90 |
| ▪ **Positivos** | 67 | 0,67 ± 1,4 | 0 | 0 - 6 |
| ▪ **Negativos** | 2.746 | 27,46 ± 13,9 | 25 | 6 - 90 |
| **Peritumorales** | 1.180 | 12,3 ± 7,4 | 11 | 0 - 51 |
| ▪ **Positivos** | 45 | 0,47 ± 1,0 | 0 | 0 - 5 |
| ▪ **Negativos** | 1.135 | 11,8 ± 7,3 | 11 | 0 - 51 |
| **Perivasculares** | 1.014 | 10,6 ± 7,3 | 10 | 0 - 39 |
| ▪ **Positivos** | 8 | 0,08 ± 0,4 | 0 | 0 - 3 |
| ▪ **Negativos** | 1.006 | 10,5 ± 7,3 | 10 | 0 - 39 |
| **Meso** | 477 | 5 ± 8,2 | 3 | 0 - 66 |
| ▪ **Positivos** | 7 | 0,07 ± 0,3 | 0 | 0 - 2 |
| ▪ **Negativos** | 470 | 4,9 ± 8,1 | 3 | 0 - 65 |

Tal y como se aprecia en la Tabla 14, existe una diferencia de 142 ganglios entre los ganglios totales y la suma de los ganglios peritumorales, perivasculares y del meso. Ello se debe a que en la linfadenectomía de los cuatro primeros pacientes no se registró la sectorización del meso.

Los 67 ganglios positivos detectados histológicamente, suponen un porcentaje de positividad del 2,4 respecto al total de ganglios aislados.

Respecto al parámetro N histopatológico, los pacientes quedan distribuidos de la siguiente manera: 73% fueron N0, 23% N1 y 4% N2.

Tras la valoración histopatológica completa de los tumores y la aplicación de la clasificación TNM, los pacientes se situaron en los siguientes estadios: Estadio I, un 17 % de los pacientes, un 56 % de los pacientes se clasificaron como Estadio II y el 27% restante como Estadio III.

### 5.1.4 Datos sobre micrometástasis

La aplicación de técnicas específicas para determinación de micrometástasis, inmunohistoquimia (IHQ) y RT-PCR, ha proporcionaron una re-clasificación ganglionar.

#### 5.1.4.1 Inmunohistoquimia

La tinción inmunohistoquímica determinó positividad para micrometástasis y/o células aisladas en 130 ganglios, lo que supone un porcentaje de positividad del 4,7 % y una re-estadificación de 63 ganglios (2,2 %) (Tabla 15).

**Tabla 15.** Resultados de la tinción con Inmunohistoquimia para la determinación de CK 20.

| GANGLIOS | n | Media ± DE | Mediana | Rango |
|---|---|---|---|---|
| **TOTALES** | 2.789 | 28,1± 13,8 | 26 | 7 – 90 |
| ▪ **Positivos** | 130 | 1,3 ± 2,2 | 0 | 0 – 12 |
| ▪ **Negativos** | 2.659 | 26,9 ± 13,6 | 25 | 3 – 90 |
| **Peritumorales** | 1.180 | 11,8 ± 7,6 | 11 | 0 – 51 |
| ▪ **Positivos** | 75 | 0,75 ± 1,5 | 0 | 0 – 8 |
| ▪ **Negativos** | 1.105 | 11,1 ± 7,5 | 10 | 0 – 51 |
| **Perivasculares** | 1.014 | 10,1 ± 7,4 | 10 | 0 – 39 |
| ▪ **Positivos** | 30 | 0,3 ± 0,4 | 0 | 0 – 5 |
| ▪ **Negativos** | 984 | 9,8 ± 7,3 | 9,5 | 0 – 39 |
| **Meso** | 470 | 4,7 ± 8,0 | 2,5 | 0 – 66 |
| ▪ **Positivos** | 24 | 0,24 ± 1,2 | 0 | 0 – 11 |
| ▪ **Negativos** | 446 | 4,5 ± 7,2 | 2 | 0 – 55 |

Entre las Tablas 14 y 15, existe una diferencia entre el número de ganglios totales y la suma de los ganglios de las distintas zonas del meso debido a los cuatro pacientes iniciales en los que no se registró la sectorización del meso.

La determinación de citoqueratina 20 como método identificador de micrometástasis produjo una re-estadificación de los pacientes. Se aplicó la clasificación TNM histopatológica teniendo en cuenta la **Niq**: estadio N según técnica inmunohistoquímica y la distribución de pacientes por estadios fue: 19 % en Estadio I, 41 % en estadio II y 40 % en estadio III.

### 5.1.4.2 RT-PCR

Se identificaron micrometástasis mediante RT-PCR en 291 ganglios de los 1.811 estudiados mediante esta técnica. El número de ganglios procesados por esta técnica es menor que en las anteriores ya que sólo se incluyeron aquellos ganglios > a 0,5 cm. de diámetro. La diferencia entre el total de ganglios disecados: 2813 ganglios y el total de ganglios procesados por la técnica RT-PCR: 1.811 ganglios, da un total de 1.002 ganglios cuyo tamaño fue inferior o igual a 5 mm, lo que supone un 35,6% del total de ganglios disecados.

El porcentaje de ganglios positivos por RT-PCR es del 16,1 %. Se ha producido una re-estadificación en 224 ganglios respecto a la técnica H&E, lo que representa un 8 % del total de ganglios disecados. Respecto a la técnica IHQ se ha producido el re-estadiaje de 161 ganglios, lo que supone el 5,8 % de los ganglios estudiados mediante IHQ.

En la Tabla 16 se muestran los resultados de la determinación de citoqueratina 20 mediante RT-PCR y la distribución de los ganglios por regiones en el meso.

**Tabla 16.** Especificación según las zonas del meso y resultados de la tinción con RT-PCR para la determinación de CK 20.

| GANGLIOS | n | Media ± DE | Mediana | Rango |
|---|---|---|---|---|
| TOTALES | 1.811 | 18,1± 9,8 | 16 | 3 – 67 |
| ▪ **Positivos** | 291 | 2 ± 3,5 | 2 | 0 – 17 |
| ▪ **Negativos** | 1.520 | 15,2± 9,1 | 13 | 0 – 57 |
| **Peritumorales** | 810 | 8,1 ± 5,2 | 8 | 0 – 29 |
| ▪ **Positivos** | 75 | 1,72 ± 2,6 | 0 | 0 – 11 |
| ▪ **Negativos** | 638 | 6,38 ± 4,9 | 6 | 0 – 27 |
| **Perivasculares** | 667 | 6,7 ± 7,4 | 5,5 | 0 – 24 |
| ▪ **Positivos** | 76 | 0,76 ± 1,3 | 0 | 0 – 7 |
| ▪ **Negativos** | 591 | 5,9 ± 4,6 | 5 | 0 – 22 |
| **Meso** | 225 | 2,2 ± 7 | 2,5 | 0 – 66 |
| ▪ **Positivos** | 28 | 0,24 ± 1,2 | 0 | 10 – 28 |
| ▪ **Negativos** | 197 | 1,97 ± 5,9 | 0 | 0 – 56 |

Al igual que con la técnica inmunohistoquímica, se obtuvo una nueva clasificación N – **Npcr** – al determinar el mismo marcador de micrometástasis, la CK 20, mediante RT-PCR. Se aplicó la clasificación TNM utilizando la nueva valoración del parámetro N con los resultados obtenidos mediante RT-PCR y se obtuvo un nuevo re-estadiaje de los pacientes. Tan sólo el 9 % de ellos se encontraron en el Estadio I, 23% en el Estadio II y 68 % de pacientes en el Estadio III.

El resumen de positividades y re-estadiaje por cada técnica se muestra en la Tabla 17.

**Tabla 17.** Porcentajes de ganglios positivos y re-estadiaje por cada técnica.

| | **H&E** | **IHQ** | **RT-PCR** |
|---|---|---|---|
| **% Ganglios +** | 2,4 | 4,7 | 16,1 |
| | **IHQ vs H&E** | **PCR vs IHQ** | **PCR vs H&E** |
| **% Re-estadiaje** | 2,2 | 5,8 | 8 |

H&E: tinción hematoxilina-eosina
IHQ: determinación de CK 20 mediante inmunohistoquimia
RT-PCR: determinación de CK 20 mediante RT-PCR

En las Tablas 18 y 19 se describe a modo de resumen la estadificación ganglionar y la re-estadificación que ha habido con cada técnica respectivamente:

**Tabla 18.** Resumen de estadios ganglionares obtenidos por cada técnica.

| | TÉCNICAS | | |
|---|---|---|---|
| **ESTADIO N** | **H&E** | **IHQ** | **RT-PCR** |
| **N 0** | 73 | 60 | 32 |
| **N 1** | 23 | 26 | 39 |
| **N 2** | 4 | 14 | 29 |
| **TOTAL** | 100 | 100 | 100 |

H&E: tinción hematoxilina-eosina
IHQ: determinación de CK 20 mediante inmunohistoquimia
RT-PCR: determinación de CK 20 mediante RT-PCR

**Tabla 19.** Resumen de estadios obtenidos por cada técnica.

| | TÉCNICAS | | |
|---|---|---|---|
| **ESTADIOS** | **H&E** | **IHQ** | **RT-PCR** |
| **I** | 17 | 19 | 9 |
| **II** | 56 | 41 | 23 |
| **III** | 27 | 40 | 68 |
| **TOTAL** | 100 | 100 | 100 |

H&E: tinción hematoxilina-eosina
IHQ: determinación de CK 20 mediante inmunohistoquimia
RT-PCR: determinación de CK 20 mediante RT-PCR

Se observa como la inmunohistoquimia re-estadifica dos pacientes del estadio II de la H&E hacia el estadio I y el resto (13 pacientes) hacia el estadio III. Sin embargo, la RT-PCR comporta un re-estadiaje desde el estadio I al II y al III y desde el II hacia el III de un total de 41 pacientes.

En la Tabla 20 se describe un resumen de la estadificación ganglionar por todas las técnicas, incluyendo el porcentaje de ganglios obtenidos por estadios y por localización según tumores de colon y recto.

**Tabla 20.** Distribución ganglionar según localización y estadios por las tres técnicas.

| | Nº gangl. H&E (%) | | Nº gangl. IHQ (%) | | Nº gangl. RT-PCR (%) | |
|---|---|---|---|---|---|---|
| | + | - | + | - | + | - |
| **Pacientes** (n= 100) | 67 (2,4) | 2.746 (97,6) | 130 (4,7) | 2.659 (95,3) | 291 (16,1) | 1.520 (83,9) |
| **Colon** (n=76) | 48 (1,7) | 2.128 (75,6) | 88 (3,2) | 2.067 (74,1) | 205 (11,3) | 1.181 (65,2) |
| **Recto** (n=24) | 19 (0,7) | 618 (22) | 42 (1,5) | 592 (21,2) | 86 (4,7) | 339 (18,7) |
| **Estadio I** (n=17 ) | 0 (0) | 341 (12,1) | 0 (0) | 341 (12,2) | 16 (12,2) | 207 (0,9) |
| **Estadio II** (n=56) | 0 (0) | 1.650 (58,7) | 39 (1,4) | 1.607 (57,6) | 143 (7,9) | 884 (48,8) |
| **Estadio III** (n=27) | 67 (2,4) | 755 (26,8) | 91 (3,3) | 711 (25,5) | 132 (7,3) | 429 (23,7) |

H&E: tinción hematoxilina-eosina
IHQ: determinación de CK 20 mediante inmunohistoquimia
RT-PCR: determinación de CK 20 mediante RT-PCR

Para estudiar el fenómeno de las *skip* metástasis, se realizó el registro de las zonas a las que pertenecían los ganglios disecados en 96 pacientes.

En el estudio histopatológico convencional se detectó la afectación del territorio ganglionar perivascular o del meso, sin afectación previa del territorio peritumoral o perivascular respectivamente en tres pacientes, lo que supone que se han detectado *skip* metástasis en un 3,1 % de casos.

Se evaluó nuevamente el fenómeno de las *skip* metástasis tras aplicar técnicas para la detección de micrometástasis. Mediante IHQ se detectó dicho fenómeno en nueve casos y en 18 pacientes con la aplicación de la técnica molecular de RT-PCR. A continuación mostramos una tabla resumen de la frecuencia con que se produce el salto en la afectación de los territorios ganglionares con las tres técnicas.

**Tabla 21.** Frecuencia de *skip* metástasis con cada una de las técnicas.

| | *SKIP* METÁSTASIS | | |
|---|---|---|---|
| **N = 96** | **H&E** | **IHQ** | **RT-PCR** |
| **Nº de casos** | 3 | 9 | 18 |
| **%** | 3,1 | 9,4 | 18,8 |

H&E: tinción hematoxilina-eosina
IHQ: determinación de CK 20 mediante inmunohistoquimia
RT-PCR: determinación de CK 20 mediante RT-PCR

### 5.1.5 Datos sobre seguimiento, recidiva y mortalidad

Los datos presentados sobre seguimiento están basados en la última revisión del estado de los pacientes en Enero del 2009. El seguimiento medio ha sido de 63,4 ± 21 meses con un rango de 4 a 95 meses.

Durante el seguimiento se registraron los eventos de recidiva de cada paciente, así como las herramientas diagnósticas que ayudaron a identificarlas. En la serie contamos un total de 16 recidivas, nueve de las cuales fueron puestas de manifiesto mediante la elevación del CEA, lo que supone un porcentaje del 56% de los casos de recidiva. La prueba diagnóstica que localizó con mayor frecuencia la recidiva fue la TC abdominal. A continuación se describen las recidivas y las pruebas clínicas empleadas en su diagnóstico:

**Tabla 22.** Estudio de recidivas detectadas y pruebas diagnósticas.

| RECIDIVA (n = 16) | | PRUEBA DIAGNÓSTICA (n = 16) | |
|---|---|---|---|
| **Hepática** | 13 | **TC abdominal** | 8 |
| **Pulmonar** | 2 | **ECO abdominal** | 3 |
| **Ganglionar** | 1 | **TC torácico** | 2 |
| | | **RMN hepática** | 2 |
| | | **PET - Scan** | 1 |

El intervalo libre de enfermedad (ILE) en esta serie de pacientes fue de 58,4 ± 24,5 meses con un rango de 3 a 95 meses.

La mortalidad global de la serie es del 22% (22 casos de 100), la mortalidad ajustada a presencia de enfermedad es del 8 % (8 casos).

## 5.2 SENSIBILIDAD, ESPECIFICIDAD Y VALORES PREDICTIVOS

Se ha calculado la sensibilidad, especificidad y valores predictivos positivos y negativos de las pruebas utilizadas en la detección de afectación ganglionar por la enfermedad, respecto a los parámetros principales objetivo de este estudio: la recidiva y la mortalidad causada por la enfermedad.

### 5.2.1 Hematoxilina-Eosina (H&E)

Respecto a la presencia de recidiva de la enfermedad, la H&E presentó una sensibilidad del 50 % y una especificidad del 77,4 % con un VPP del 29,6 % y un VPN del 89 %.

En cuanto a la mortalidad por cáncer la sensibilidad fue del 62,5 %, la especificidad del 76,1 % con un VPP del 18,5 % y un VPN del 95,9 %

**Tabla 23.** Tablas de contingencia para el cálculo de sensibilidad, especificidad y valores predictivos de la hematoxilina-eosina.

| H&E | RECIDIVA | | EXITUS | |
|---|---|---|---|---|
| | + | - | + | - |
| + | 8 | 19 | 5 | 22 |
| – | 8 | 65 | 3 | 70 |
| | 16 | 84 | 8 | 92 |

H&E: tinción hematoxilina-eosina

### 5.2.2 Inmunohistoquimia (IHQ)

En cuanto a la presencia de recidiva de la enfermedad, la IHQ presentó una sensibilidad del 56,2 % y una especificidad del 63,1 % con un VPP del 22,5 % y un VPN del 88,3%.

En cuanto a la mortalidad por cáncer la sensibilidad fue del 62,5 %, la especificidad del 62 % con un VPP del 12,5 % y un VPN del 95 %.

**Tabla 24.** Tablas de contingencia para el cálculo de sensibilidad, especificidad y valores predictivos de la inmunohistoquimia.

| IHQ | RECIDIVA | | EXITUS | |
|---|---|---|---|---|
| | + | - | + | - |
| + | 9 | 31 | 5 | 35 |
| – | 7 | 53 | 3 | 57 |
| | 16 | 84 | 8 | 92 |

IHQ: determinación de CK 20 mediante inmunohistoquimia

### 5.2.3 RT-PCR

En relación a la presencia de recidiva de la enfermedad, la RT-PCR presentó una sensibilidad del 87,5 %, una especificidad del 35,7 % con un VPP del 20,6 % y un VPN del 93,7 %.

En cuanto a la mortalidad por cáncer la sensibilidad fue del 100 %, la especificidad del 34,8 % con un VPP del 11,8 % y un VPN del 100 %.

**Tabla 25.** Tablas de contingencia para el cálculo de sensibilidad, especificidad y valores predictivos de la RT-PCR.

| RT-PCR | RECIDIVA | | EXITUS | |
|---|---|---|---|---|
| | + | - | + | - |
| + | 14 | 54 | 8 | 60 |
| – | 2 | 30 | 0 | 32 |
| | 16 | 84 | 8 | 92 |

RT-PCR: determinación de CK 20 mediante RT-PCR

A continuación mostramos una tabla resumen de los valores de sensibilidad, especificidad y valores predictivos de las tres técnicas:

**Tabla 26.** Valores de sensibilidad, especificidad y valores predictivos respecto a la recidiva de la serie.

| RECIDIVA | H&E | IHQ | PCR |
|---|---|---|---|
| **Sensibilidad (%)** | 50 | 56,2 | 87,5 |
| **Especificidad (%)** | 77,4 | 63,1 | 35,7 |
| **VPP (%)** | 29,6 | 22,5 | 20,6 |
| **VPN (%)** | 89 | 88,3 | 93,7 |

**Tabla 27.** Valores de sensibilidad, especificidad y valores predictivos de la serie respecto a éxitus por CCR.

| MORTALIDAD | H&E | IHQ | PCR |
|---|---|---|---|
| **Sensibilidad (%)** | 62,5 | 62,5 | 100 |
| **Especificidad (%)** | 76,1 | 62 | 34,8 |
| **VPP (%)** | 18,5 | 12,5 | 11,8 |
| **VPN (%)** | 95,9 | 95 | 100 |

### 5.2.4 Curvas ROC

El análisis de las curvas ROC evalúa la capacidad predictiva de las diferentes pruebas utilizadas en la detección de afectación ganglionar por la enfermedad respecto a la recidiva (Gráfico 1) y a la mortalidad (Gráfico 2).

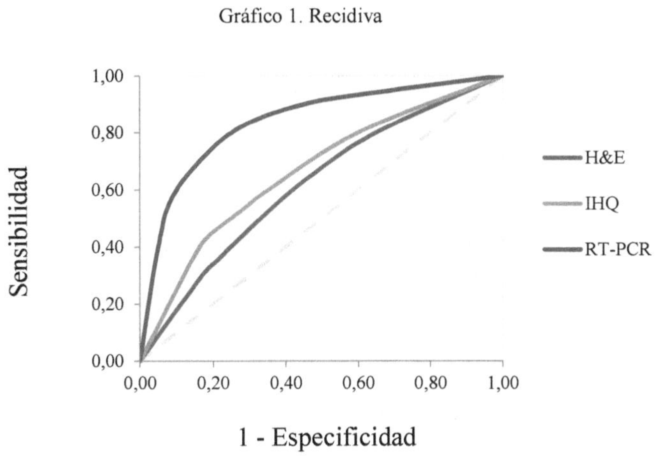


**Figura 9.** Curva ROC respecto al evento recidiva

**Tabla 28.** Análisis de curvas ROC de las técnicas de MM respecto a la recidiva.

| | Área | P |
|---|---|---|
| **H&E** | 0,62 | 0,068 |
| **IHQ** | 0,71 | < 0,05 |
| **RT-PCR** | 0,85 | < 0,05 |

H&E: tinción hematoxilina-eosina
IHQ: determinación de CK 20 mediante inmunohistoquimia
RT-PCR: determinación de CK 20 mediante RT-PCR

Las pruebas RT-PCR E IQH determinan un área con diferencia estadísticamente significativa (P < 0,5) por lo que su proceder diagnóstico se considera de precisión, siendo la RT-PCR significativamente más precisa que la IQH (P < 0,05).

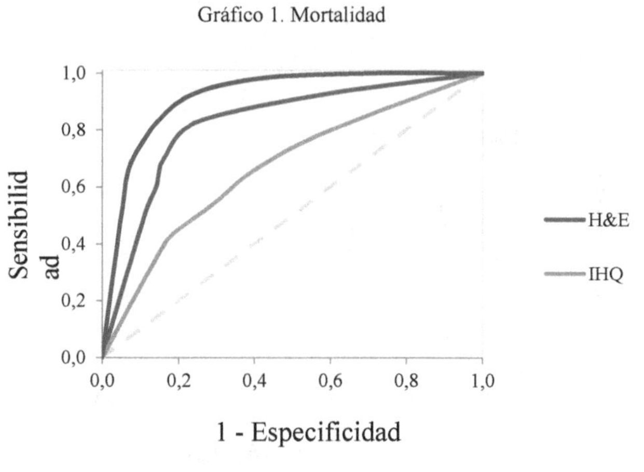


**Figura 10.** Curva ROC respecto al evento mortalidad.

**Tabla 29.** Análisis de curvas ROC de las técnicas de MM respecto a la mortalidad por CCR.

| | Área | P |
|---|---|---|
| **H&E** | 0,82 | < 0,05 |
| **IHQ** | 0,70 | < 0,05 |
| **RT-PCR** | 0,91 | < 0,05 |

H&E: tinción hematoxilina-eosina
IHQ: determinación de CK 20 mediante inmunohistoquimia
RT-PCR: determinación de CK 20 mediante RT-PCR

Todas las pruebas tienen un área con diferencias estadísticamente significativas (P <0,5) por lo que sus diagnósticos se consideran de precisión. Respecto al análisis entre las diferentes pruebas, H&E es significativamente más precisa que IQH y RT-PCR es la más precisa de las tres (P < 0,05), considerándose el de RT-PCR de alta precisión.

## 5.3 ANÁLISIS BIVARIANTE

El estudio bivariante de los parámetros analíticos preoperatorios reveló una relación significativa entre la hemoglobina preoperatoria y la localización tumoral, siendo los pacientes con tumores localizados en el ciego los que presentaron más anemia ($P < 0,05$). Asimismo también se observó que 10 de los 17 pacientes transfundidos en el algún momento del ingreso, tuvieron mayor número de complicaciones postoperatorias que los pacientes no transfundidos 14 de 59 ($P = 0,043$).

Centrándonos en el estudio de los 73 pacientes clasificados como N0 por la técnica H&E, observamos como los pacientes con micrometástasis (MM) detectadas por IHQ presentaron niveles de CEA preoperatorios más elevados $8,8 \pm 13,2$ que los pacientes sin MM: $2,7 \pm 2,3$ ($P < 0,05$); esta relación no se observó con la detección de MM mediante RT-PCR.

Respecto al estudio de la relación entre la detección de MM y los parámetros anatomopatológicos, apreciamos cierta tendencia en la relación entre el aumento de la determinación de micrometástasis por la técnica IHQ y el aumento del parámetro T histológico, Tabla 30.

**Tabla 30.** Relación entre detección de micrometástasis (MM) mediante IHQ y parámetro histológico T.

| | **Micrometástasis IHQ** | | **Total** |
|---|---|---|---|
| **Estadio T** | **No (%)** | **SI (%)** | |
| **T1** | 4 (7,1) | 0 | 4 |
| **T2** | 13 (23,2) | 0 | 13 |
| **T3** | 36 (64,3) | 16 (94) | 52 |
| **T4** | 3 (5,4) | 1 (5,8) | 4 |
| Total | 56 | 17 | 73 |

Chi-cuadrado de Pearson $P = 0,079$

En el caso de la determinación de MM mediante RT-PCR, se confirma la relación directamente proporcional con el grado del parámetro T histológico, Tabla 31.

**Tabla 31.** Relación entre detección de MM mediante RT-PCR y parámetro T histológico.

| | **Micrometástasis RT-PCR** | | |
|---|---|---|---|
| **Estadio T** | **No (%)** | **SI (%)** | **Total** |
| **T1** | 4 (13,3) | 0 | 4 |
| **T2** | 5 (16,7) | 8 (18,6) | 13 |
| **T3** | 18 (60) | 34 (79,1) | 52 |
| **T4** | 3 (10) | 1 (2,3) | 4 |
| Total | 30 | 43 | 73 |

Chi-cuadrado de Pearson $P < 0,05$

La determinación de MM mediante IHQ mostró una relación estadísticamente significativa con la invasión perineural ($P < 0,046$) pero con ningún otro parámetro anatomo-patológico.

Por otro lado la detección de MM por RT-PCR se correlacionó con el grado de diferenciación tumoral, hallándose micrometástasis en 29 de 40 pacientes (72%) con bajo grado de diferenciación celular, respecto a los 14 pacientes con MM de los 33 (42,4%) que presentaron tumores con alto grado de diferenciación ($P < 0,05$).

Para el grupo de pacientes en los que la H&E no reveló afectación linfática, calculamos una variable que fuera el resumen de las pruebas específicas empleadas para la determinación de micrometástasis y estudiamos la relación con los parámetros anatomo-patológicos. Todos aquellos pacientes N0 por técnica H&E que tuvieron determinaciones positivas de MM mediante IHQ y / o bien mediante RT-PCR presentaron significativamente mayor grado en el parámetro T, bajo grado de diferenciación tumoral y mayor frecuencia de invasión perineural. Sin llegar a alcanzar el grado de significación estadística, pero marcando cierta tendencia, se apreció mayor invasión de vasos linfáticos, Tabla 32.

**Tabla 32.** Relación entre resumen de pruebas para detección MM y parámetros anatomo-patológicos.

| **H&E –** N = 73 | **IHQ – RT-PCR –** 27 (37%) | **IHQ + y / o RT-PCR +** 46 (63%) | P |
|---|---|---|---|
| **Parámetro T** | | | |
| ▪ T1 | 4 (5,5) | 0 | |
| ▪ T2 | 6 (8,2) | 7 (9,6) | |
| ▪ T3 | 15 (20,5) | 37 (50,7) | 0,029 |
| ▪ T4 | 2 (2,7) | 2 (2,7) | |
| **Grado histológico de diferenciación** | | | |
| ▪ Alto grado | 17 (23,9) | 16 (21,9) | 0,02 |
| ▪ Bajo grado | 10 (13,7) | 30 (41,1) | |
| **Invasión perineural** | | | |
| ▪ NO | 25 (34,2) | 31 (42,5) | 0,014 |
| ▪ SI | 2 (2,7) | 15 (20,5) | |
| **Invasión vasos linfáticos** | | | |
| ▪ NO | 26 (35,6) | 38 (52) | 0,086 |
| ▪ SI | 1 (1,4) | 8 (11) | |

De igual forma calculamos la concordancia entre la determinación de MM de la IHQ y la RT-PCR respecto a la H&E por pacientes y por número de ganglios, hallando diferencias significativas entre los valores positivos y negativos, Tablas 33 y 34.

**Tabla 33**. Distribución de pacientes según concordancia entre pruebas respecto a H&E.

| PACIENTES | IHQ | | RT-PCR | |
|---|---|---|---|---|
| **H&E** | + | - | + | - |
| + | 23 | 4 | 25 | 2 |
| - | 17 | 56 | 43 | 30 |
| **P** | < 0,05 | | P< 0,05 | |
| **Kappa** | 0,54 | | 0,23 | |

H&E: tinción hematoxilina-eosina
IHQ: determinación de CK 20 mediante inmunohistoquimia
RT-PCR: determinación de CK 20 mediante RT-PCR

**Tabla 34**. Distribución de pacientes según concordancia entre IHQ y RT-PCR.

| PACIENTES | IHQ | |
|---|---|---|
| **RT-PCR** | + | - |
| + | 26 | 6 |
| - | 34 | 34 |
| P | < 0,05 | |
| **Kappa** | 0,25 | |

IHQ: determinación de CK 20 mediante inmunohistoquimia
RT-PCR: determinación de CK 20 mediante RT-PCR

El índice Kappa de la IHQ respecto a la H&E es de 0,54 por lo que se puede rechazar la hipótesis nula (la concordancia entre criterios se da por casualidad), el valor del índice revela que la concordancia entre estas dos pruebas es moderada. El valor Kappa que evalúa la concordancia entre la RT-PCR y la H&E es de 0,23 lo que indica que existe una concordancia discreta, menor que entre las dos pruebas anteriores. La concordancia entre IHQ y RT-PCR es también discreta con un valor Kappa de 0,25.

El estudio de concordancia entre pruebas respecto a los ganglios sigue una distribución paralela al estudio realizado en pacientes, Tablas 35 y 36.

**Tabla 35.** Distribución de los ganglios mediante la concordancia entre pruebas.

| GANGLIOS | IHQ | | RT-PCR | |
|---|---|---|---|---|
| **H&E** | + | - | + | - |
| + | 43 | 13 | 32 | 18 |
| - | 87 | 2646 | 249 | 1499 |
| **P** | < 0,05 | | < 0,05 | |
| **Kappa** | 0,45 | | 0,15 | |

H&E: tinción hematoxilina-eosina
IHQ: determinación de CK 20 mediante inmunohistoquimia
RT-PCR: determinación de CK 20 mediante RT-PCR

**Tabla 36.** Distribución de los ganglios y concordancia entre IHQ y RT-PCR.

| GANGLIOS | IHQ | |
|---|---|---|
| **RT-PCR** | + | - |
| + | 627 | 160 |
| - | 973 | 1.053 |
| **P** | P< 0,05 | |
| **Kappa** | 0,24 | |

En las tablas anteriores, se puede apreciar como la IHQ se encuentra en una posición intermedia respecto a la H&E y la RT-PCR en cuanto a la detección de micrometástasis.

## 5.4 ANÁLISIS DE RECIDIVA

En este estudio, contamos con 16 recidivas en 100 pacientes con un seguimiento medio de 63,4 ± 21 meses, lo que supone una tasa de recidiva del 16%. Tal y como se ha expuesto en el análisis descriptivo, el 81,2% de las recidivas fueron hepáticas. El ILE (intervalo libre de enfermedad) de este grupo de pacientes es de 28,4 ± 21,7 meses, significativamente inferior al de los pacientes sin recidiva: 64 ± 20,6 ($P < 0,05$).

Once de los pacientes con recidiva fueron hombres (68,7%) y la edad media de este grupo no difiere de la de la serie global: 67,7 ± 12,5 años. Los tumores de estos pacientes asentaban en ocho casos en el sigma, en seis casos en el recto y en dos casos se localizaron en el ciego. Todos ellos excepto uno, presentaron tumores clasificados anatomo-patológicamente como T3.

El estudio histopatológico convencional mediante H&E catalogó a ocho de estos pacientes como N0, seis de ellos como N1 y dos como N2. Los pacientes N1 y N2 recibieron quimioterapia complementaria postoperatoria, Tabla 37.

La determinación de MM mediante tinción inmunohistoquímica no varió excesivamente la clasificación del parámetro N respecto a la H&E. Clasificó siete pacientes como N0, cuatro como N1 y cinco como N2.

La determinación de MM mediante RT-PCR afinó más la clasificación respecto a la recidiva, ya que únicamente clasificó dos pacientes como N0, identificó como N1 a ocho pacientes y los seis restantes como N2, Tabla 38.

**Tabla 37**

**Tabla 38.** Clasificación del parámetro N según las diferentes técnicas en los pacientes con recidiva de CCR.

| RECIDIVA | H&E | | IHQ | | RT-PCR | |
|---|---|---|---|---|---|---|
| | NO | SI | NO | SI | NO | SI |
| **N 0** | 65 | 8 | 53 | 7 | 30 | 2 |
| **N 1** | 17 | 6 | 22 | 4 | 31 | 8 |
| **N 2** | 2 | 2 | 9 | 5 | 23 | 6 |
| **TOTAL** | 84 | 16 | 84 | 16 | 84 | 16 |

HE: tinción hematoxilina-eosina
IHQ: determinación de CK 20 mediante inmunohistoquimia
RT-PCR: determinación de CK 20 mediante RT-PCR

Teniendo en cuenta de forma global la determinación de MM: resultado positivo o negativo, la IHQ marcó como positivo sólo un 56 % de los pacientes que posteriormente presentarían recidiva, mientras la RT-PCR lo hizo en un 87,5 % de los casos.

**Tabla 39.** Determinación de micrometástasis mediante IHQ y RT-PCR.

| RECIDIVA | IHQ | | RT-PCR | |
|---|---|---|---|---|
| | NO | SI | NO | SI |
| **MM -** | 53 | 7 | 30 | 2 |
| **MM +** | 31 | 9 | 54 | 14 |
| **TOTAL** | 84 | 16 | 84 | 16 |
| $Chi^2$ | P = 0,14 | | P = 0,068 | |

IHQ: determinación de CK 20 mediante inmunohistoquimia
RT-PCR: determinación de CK 20 mediante RT-PCR
MM: micrometástasis

La variable calculada que incluye el resumen de pruebas específicas empleadas para la determinación de micrometástasis, sí reveló una relación significativa con la presencia o no de recidiva por CCR. Así cuando todas las pruebas fueron negativas, no se detectó recidiva en ningún caso, Tabla 40.

**Tabla 40.** Relación entre el resumen de pruebas para detección de MM y la recidiva.

| **RESUMEN PRUEBAS MM** | **RECIDIVA** | | |
|---|---|---|---|
| | **No** | **Si** | Total |
| **HE +** | 19 | 8 | 27 |
| **HE – IHQ + y / o RPCR+** | 38 | 8 | 46 |
| **HE – IHQ - RT-PCR -** | 27 | 0 | 27 |
| Total | 84 | 16 | 100 |

Chi2 $P < 0,05$

## 5.5 ANÁLISIS DE SUPERVIVENCIA

La mortalidad global de la serie es del 22 %. Ocho de los 22 pacientes fallecidos, lo hicieron a causa de la evolución del cáncer colorrectal, lo que supone un 36,4% del total de fallecidos.

Entre las causas de mortalidad no relacionadas con el cáncer colorrectal, contamos con seis muertes por vasculopatía cerebral, cuatro por neumonía o insuficiencia respiratoria grave, dos causas de cardiopatía isquémica, una paciente falleció como consecuencia de complicaciones secundarias al cierre de ileostomía y una paciente desarrolló un colangiocarcinoma que fue la causa final de su fallecimiento.

El estudio de supervivencia se centra en el análisis respecto a dos eventos principales: la mortalidad por cáncer colorrectal y la recidiva de la enfermedad.

### 5.5.1 Análisis de supervivencia según el evento éxitus

Teniendo en cuenta como evento principal la mortalidad debida a CCR, la media de supervivencia de la serie es de 86,9 meses, con un rango de 86,4 a 93,3 meses.

Las curvas de Kaplan-Meier aplicadas para el estudio de supervivencia tienen en cuenta únicamente la mortalidad debida a la enfermedad por cáncer colorrectal.

En los pacientes de este estudio, la supervivencia del grupo de pacientes con recidiva es significativamente menor a la de los pacientes sin recidiva (Figura 11).

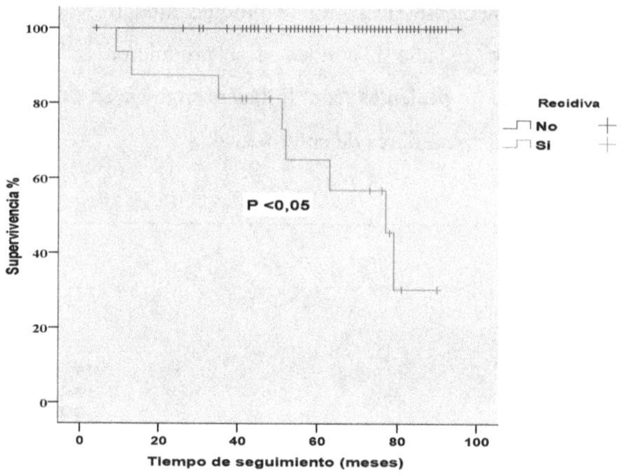


| Recidiva | Nº total | Nº eventos | Censurado | |
|---|---|---|---|---|
| | | | Nº | % |
| NO | 84 | 0 | 84 | 100 |
| SI | 16 | 8 | 8 | 50 |
| Global | 100 | 8 | 92 | 92 |

**Figura 11.** Curva de supervivencia respecto a la recidiva de enfermedad.

El estudio de supervivencia relacionado con el estadio obtenido con cada una de las técnicas (H&E, IHQ y RT-PCR), no mostró diferencias estadísticamente significativas (Figuras 12, 13 y 14).

En el caso del estadiaje mediante H&E, no se produjo ningún evento éxitus en los pacientes clasificados en el Estadio I, aunque sí se produjeron fallecimientos en el estadio II, correspondiente a pacientes con linfadenectomías en los que todos los ganglios fueron clasificados como libres de enfermedad.

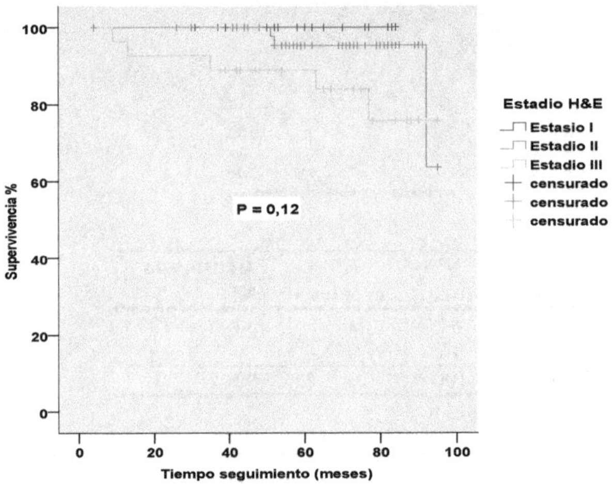


| Estadio H&E | Nº total | Nº eventos | Censurado Nº | Censurado % |
|---|---|---|---|---|
| **Est I** | 17 | 0 | 17 | 100 |
| **Est II** | 56 | 3 | 53 | 94,6 |
| **Est III** | 27 | 5 | 22 | 81,5 |
| Global | 100 | 8 | 92 | 92 |

**Figura 12.** Supervivencia según estadios H&E respecto al evento éxitus.

En el caso de la estadificación mediante la técnica IHQ, encontramos el evento éxitus por enfermedad CCR en todos los estadios, siendo más frecuente en el estadio III, aunque sin hallar diferencias estadísticamente significativas.

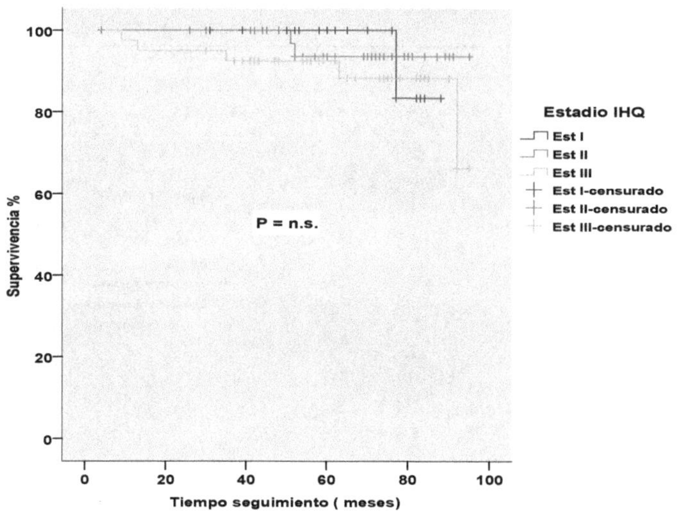


| Estadio IHQ | Nº total | Nº eventos | Censurado | |
|---|---|---|---|---|
| | | | Nº | % |
| **Est I** | 19 | 1 | 18 | 94,7 |
| **Est II** | 41 | 2 | 39 | 95,1 |
| **Est III** | 40 | 5 | 35 | 87,5 |
| Global | 100 | 8 | 92 | 92 |

**Figura 13.** Supervivencia según estadios IHQ respecto al evento éxitus.

En el caso del estadiaje mediante RT-PCR, los casos de éxitus se agruparon exclusivamente en el estadio III. Aunque las diferencias entre las curvas no alcanzaron diferencias estadísticamente significativas, la RT-PCR, fue positiva en todos los casos que posteriormente fallecieron a causa de la enfermedad, Figura 14.

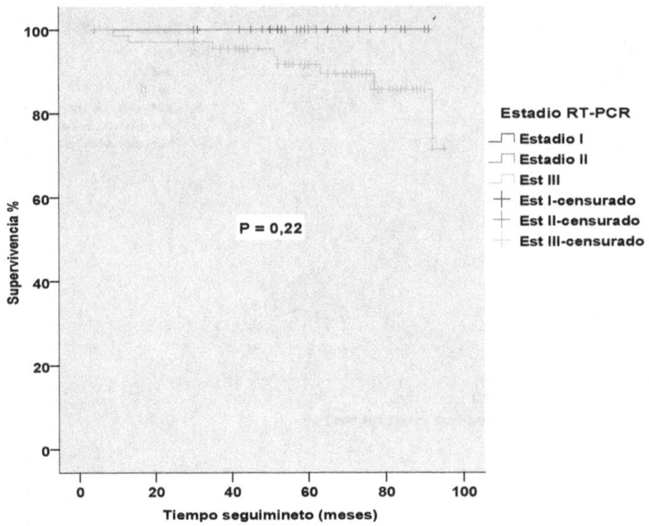


| Estadio RT-PCR | Nº total | Nº eventos | Censurado Nº | % |
|---|---|---|---|---|
| **Est I** | 9 | 0 | 9 | 100 |
| **Est II** | 23 | 0 | 23 | 100 |
| **Est III** | 68 | 8 | 60 | 88,2 |
| Global | 100 | 8 | 92 | 92 |

**Figura 14.** Supervivencia según estadios PCR respecto al evento éxitus.

Se estudió la relación entre la presencia o no de MM mediante las técnicas específicas (IHQ y RT-PCR) y la supervivencia, no hallamos relación alguna entre la determinación de MM mediante IHQ y la supervivencia, Figura 15.

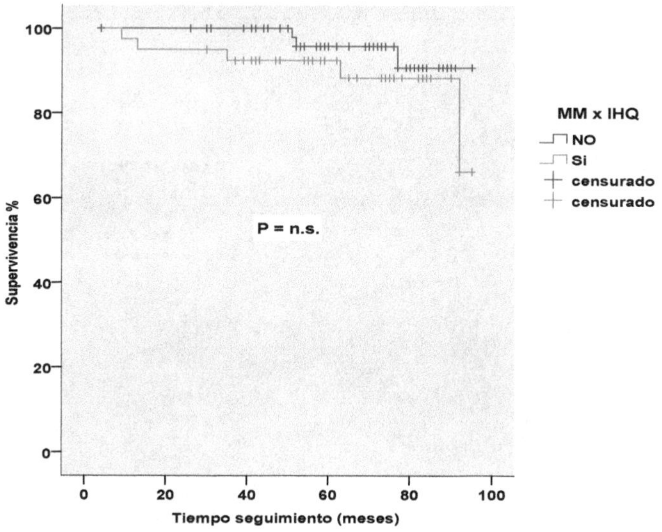


| MM xIHQ | Nº total | Nº eventos | Censurado | |
|---|---|---|---|---|
| | | | Nº | % |
| **NO** | 60 | 4 | 56 | 93,3 |
| **SI** | 40 | 4 | 36 | 90 |
| Global | 100 | 8 | 92 | 92 |

**Figura 15.** Supervivencia según la determinación de MM por IHQ respecto al evento éxitus.

Sin embargo, la determinación de MM mediante técnica de RT-PCR reveló una relación al borde de la significación estadística entre la existencia de MM y el evento éxitus tal y como se aprecia en la Figura 16.

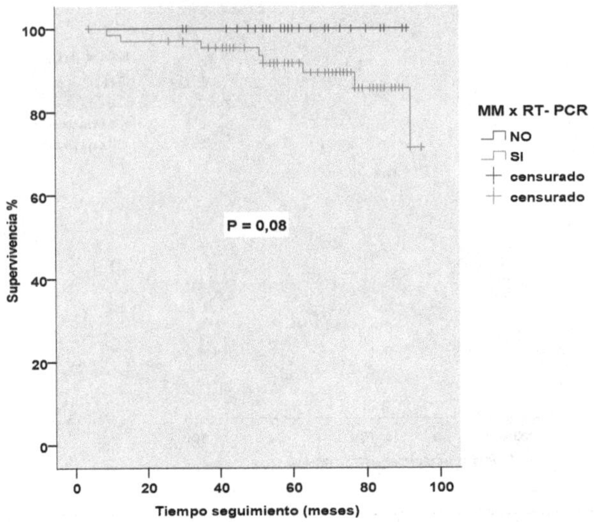


| MM x RT-PCR | Nº total | Nº eventos | Censurado | |
|---|---|---|---|---|
| | | | Nº | % |
| **NO** | 32 | 0 | 32 | 100 |
| **SI** | 68 | 8 | 60 | 88,2 |
| Global | 100 | 8 | 92 | 92 |

**Figura 16.** Supervivencia según la determinación de MM por RT-PCR respecto al evento éxitus.

Otros parámetros con resultados relevantes en las curvas de supervivencia respecto al evento éxitus son la localización tumoral, la determinación del CEA y algunos parámetros anatomo-patológicos.

La curva de supervivencia de los pacientes con neoplasias de recto es estadísticamente peor que la de los pacientes con neoplasia de colon, Figura 17.

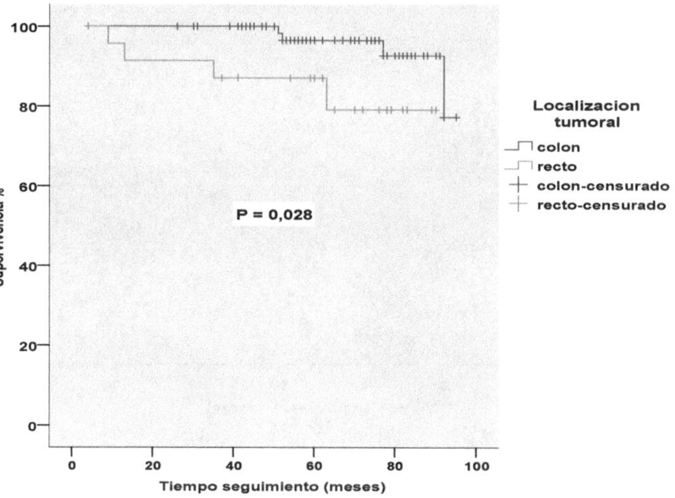


| Localización tumoral | Nº total | Nº eventos (%) | Censurado Nº | Censurado % |
|---|---|---|---|---|
| **COLON** | 76 | 4 (5,3) | 72 | 94,7 |
| **RECTO** | 24 | 4 (16,7) | 20 | 83,3 |
| Global | 100 | 8 | 92 | 92 |

**Figura 17.** Supervivencia según la localización tumoral respecto al evento éxitus.

La categorización del CEA según sea éste menor o mayor a 5, muestra una relación con tendencia a la significación estadísticas en la que los pacientes con CEA < a 5 ng/mL presentan menor tasa de mortalidad que los pacientes con CEA > a 5 ng/mL, Figura 18.

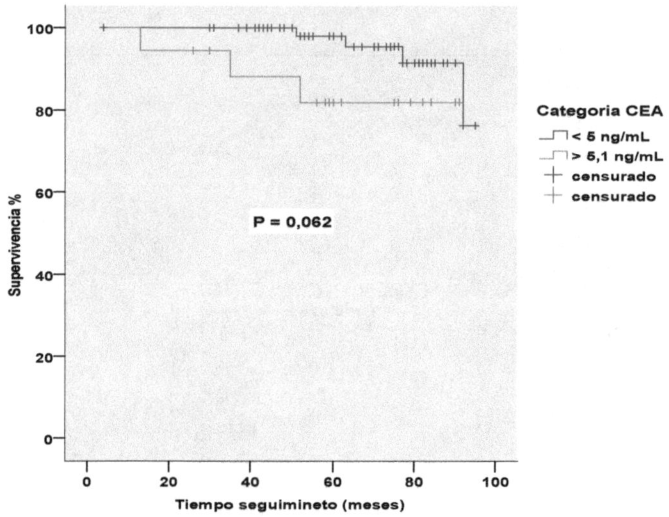


| Categoría CEA | Nº total | Nº eventos (%) | Censurado | |
|---|---|---|---|---|
| | | | Nº | % |
| ≤ 5 | 67 | 4 (6) | 63 | 94 |
| > 5,1 | 18 | 3 (16,7) | 15 | 83,3 |
| Global | 85 | 7 | 78 | 91,8 |

**Figura 18.** Supervivencia según la clasificación del CEA respecto al evento éxitus.

Entre los factores del estudio anatomo-patológico con relevancia en el pronóstico de la enfermedad, la invasión de vasos linfáticos muestra una fuerte tendencia en la curva de supervivencia respecto al evento éxitus que roza la significación estadística, Figura 19.

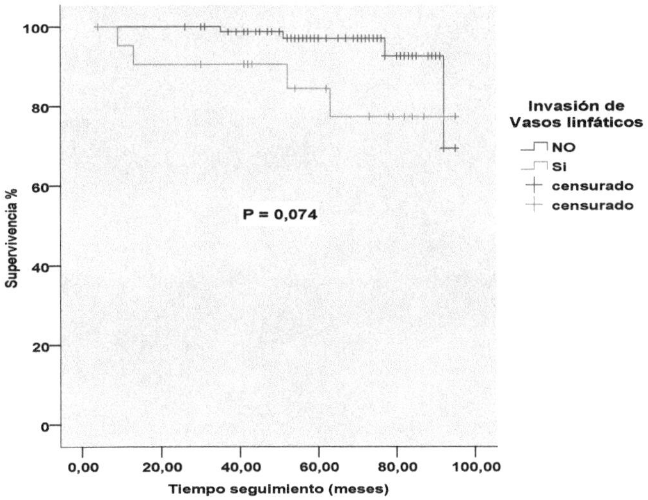


| Invasión Vasos linfáticos | Nº total | Nº eventos (%) | Censurado | |
|---|---|---|---|---|
| | | | Nº | % |
| **NO** | 78 | 4 (5,1) | 74 | 94,9 |
| **SI** | 22 | 4 (18,2) | 18 | 81,8 |
| Global | 85 | 8 | 92 | 92 |

**Figura 19.** Supervivencia según la invasión de vasos linfáticos respecto al evento éxitus.

El grado de diferenciación tumoral también muestra cierta tendencia, en la que los tumores de bajo grado, con pobre diferenciación celular, comprenden la mayoría de los casos de éxitus, Figura 20.

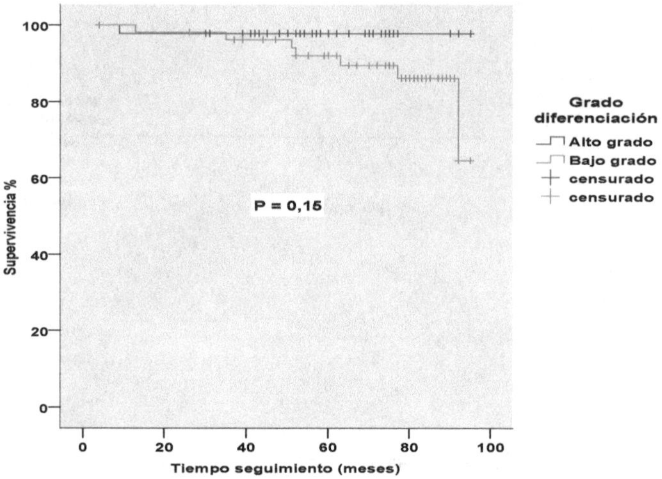


| Grado diferenciación histológica | Nº total | Nº eventos (%) | Censurado | |
|---|---|---|---|---|
| | | | Nº | % |
| **Alto grado** | 46 | 1 (2,2) | 45 | 97,8 |
| **Bajo grado** | 54 | 7 (13) | 47 | 87 |
| Global | 100 | 8 | 92 | 92 |

**Figura 20.** Supervivencia según el grado de diferenciación tumoral respecto al evento éxitus

### 5.5.2 Análisis de supervivencia según el evento recidiva

El estudio de la supervivencia respecto al evento recidiva no muestra diferencias significativas entre los estadios obtenidos con las tres técnicas: H&E, IHQ y RT-PCR, siendo la técnica H&E la que más se aproxima a la significación estadística, aunque presenta ocho pacientes con recidiva en el estadio II, Figura 21.

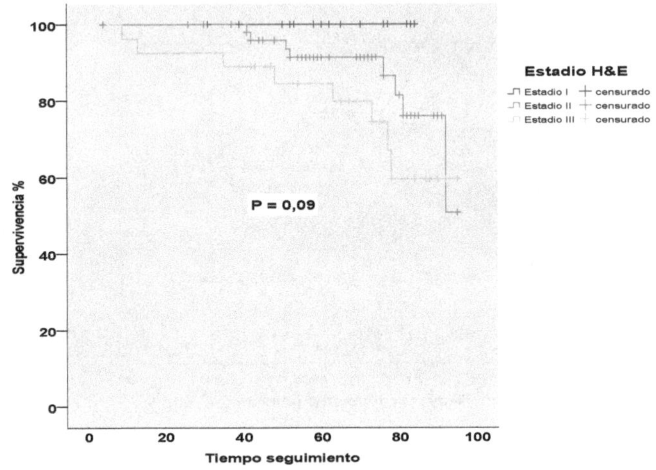


| Estadio H&E | Nº total | Nº eventos | Censurado | |
|---|---|---|---|---|
| | | | Nº | % |
| **Est I** | 17 | 0 | 17 | 100 |
| **Est II** | 56 | 8 | 48 | 85,7 |
| **Est III** | 27 | 8 | 19 | 70,4 |
| Global | 100 | 16 | 92 | 84 |

**Figura 21.** Supervivencia según estadios H&E respecto al evento recidiva.

Según la técnica IHQ , tenemos casos de recidiva en todos los estadios, con un total de siete recidivas entre los estadios I y II, Figura 22.

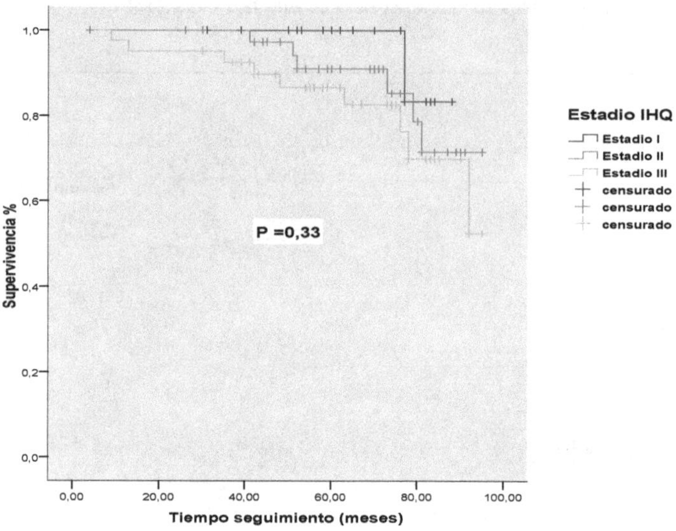


| Estadio IHQ | Nº total | Nº eventos | Censurado | |
|---|---|---|---|---|
| | | | Nº | % |
| **Est I** | 19 | 1 | 18 | 94,7 |
| **Est II** | 41 | 6 | 35 | 85,4 |
| **Est III** | 40 | 9 | 31 | 77,5 |
| Global | 100 | 16 | 92 | 84 |

**Figura 22.** Supervivencia según estadios IHQ respecto al evento recidiva.

Según la técnica RT-PCR no se identificó recidiva en el estadio I, se clasificaron sólo dos casos en el estadio II, estando la mayoría de los pacientes con recidiva clasificados dentro del estadio III, Figura 23.

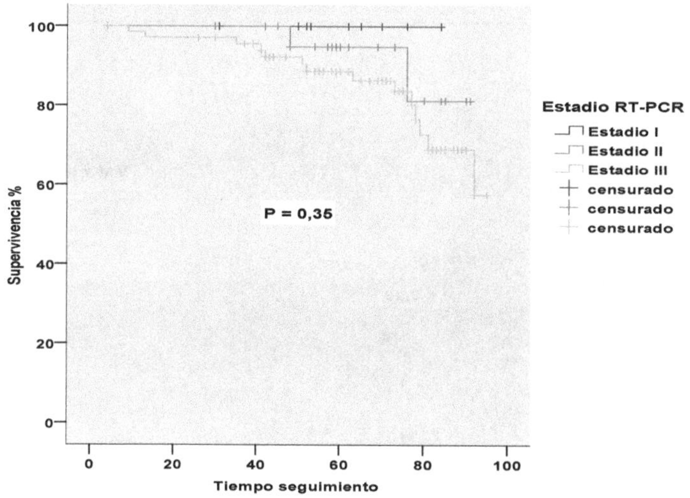


| Estadio RT-PCR | Nº total | Nº eventos | Censurado Nº | Censurado % |
|---|---|---|---|---|
| **Est I** | 9 | 0 | 9 | 100 |
| **Est II** | 23 | 2 | 21 | 91,3 |
| **Est III** | 68 | 14 | 54 | 79,4 |
| Global | 100 | 16 | 92 | 84 |

**Figura 23.** Supervivencia según estadios RT-PCR respecto al evento recidiva.

La determinación de micrometástasis por técnica de IHQ y RT-PCR no mostró diferencias significativas en la supervivencia respecto a la presencia o no de recidiva, sin embargo, la RT-PCR fue negativa en sólo dos pacientes con recidiva, mientras que la IHQ lo fue en siete, Figuras 24 y 25.

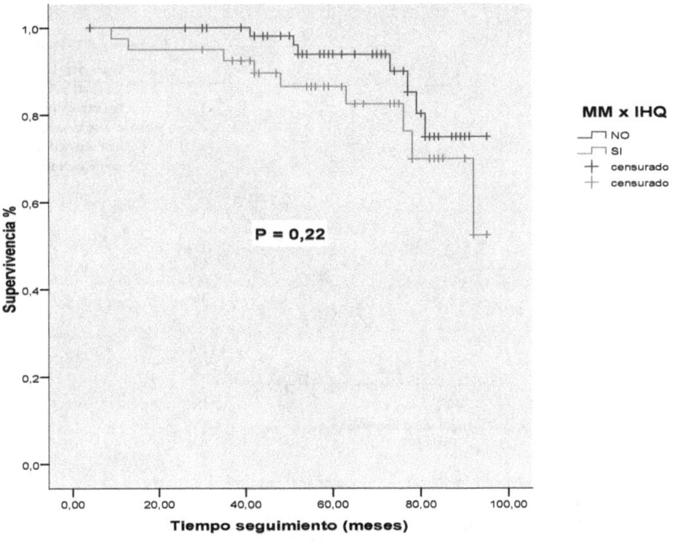


| MM x IHQ | Nº total | Nº eventos | Censurado | |
|---|---|---|---|---|
| | | | Nº | % |
| **NO** | 60 | 7 | 53 | 88,3 |
| **SI** | 40 | 9 | 31 | 77,5 |
| Global | 100 | 16 | 84 | 84 |

**Figura 24.** Supervivencia según la determinación de MM por técnica IHQ respecto al evento recidiva.

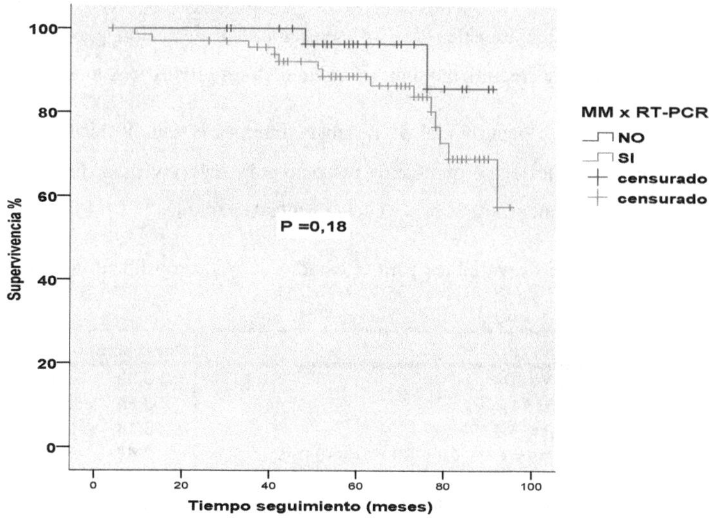


| MM x RT-PCR | Nº total | Nº eventos | Censurado | |
|---|---|---|---|---|
| | | | Nº | % |
| NO | 32 | 2 | 30 | 93,8 |
| SI | 68 | 14 | 54 | 79,4 |
| Global | 100 | 16 | 84 | 84 |

**Figura 25.** Supervivencia según la determinación de MM por técnica RT-PCR respecto al evento recidiva.

## 5.6 ANÁLISIS MULTIVARIANTE

El análisis multivariante de los factores pronósticos de supervivencia utilizando el modelo de regresión logística de Cox seleccionó la afectación ganglionar mediante H&E y el patrón de crecimiento tumoral como factores pronósticos independientes.

La valoración del bloque inicial de variables, muestra el estudio histológico mediante H&E como posible factor pronóstico respecto a la supervivencia. En la Tabla 41 se muestran los porcentajes de supervivencia para cada variable.

**Tabla 41.** Ajuste de variables para el estudio de regresión lineal de Cox respecto a mortalidad.

| | Puntuación | Sig. |
|---|---|---|
| Sexo (♀ vs ♂) | 0,32 | 0,0717 |
| Edad (<70 vs ≥70) | 0,55 | 0,616 |
| CEA (≤5 vs >5) | 3,14 | 0,064 |
| Grado diferenciación (alto vs bajo) | 2,47 | 0,142 |
| Patrón crecimiento 1 (infiltrante vs mixto) | 1,18 | 0,077 |
| Patrón crecimiento 2 (expansivo vs mixto) | 0,20 | 0,655 |
| Parámetro T1 (pT2 vs pT1) | 0,00 | 0,990 |
| Parámetro T2 (pT3 vs pT1) | 0,39 | 0,669 |
| Parámetro T3 ( pT4 vs pT1) | 0,59 | 0,607 |
| Parámetro N1 (N1 vs N0) | 2,58 | 0,108 |
| Parámetro N2 (N2 vs N0) | 3,03 | 0,082 |
| Localización tumoral (colon vs recto) | 2,56 | 0,110 |
| Resumen pruebas negativo | 0,15 | 0,353 |
| Resumen pruebas positivo | 2,46 | 0,215 |
| Invasión perineural (si vs no) | 0,13 | 0,902 |
| Invasión Vasos Linfáticos (si vs no) | 0,12 | 0,733 |
| Invasión Vasos Venosos (si vs no) | 0,39 | 0,532 |
| IHQ_(positivo vs negativo) | 2,03 | 0,250 |
| RT-PCR (positivo vs negativo) | 3,09 | 0,144 |
| H&E (positivo vs negativo) | 5,68 | 0,017 |
| Ganglios IHQ (N1 vs N0) | 0,00 | 0,776 |
| Ganglios IHQ (N2 vs N0) | 4,92 | 0,027 |
| Ganglios RT-PCR (N1 vs N0) | 0,01 | 0,537 |
| Ganglios RT-PCR (N2 vs N0) | 3,03 | 0,082 |

Al aplicar la razón de verosimilitud, se añade la variable patrón de crecimiento que se mantiene como factor independiente pronóstico de supervivencia. A partir de este punto no se identifica ninguna otra en este grupo de variables, Tabla 42.

**Tabla 42.** Análisis multivariante respecto a la mortalidad.

| | Coef. | Error.est. | Chi² | Sig. |
|---|---|---|---|---|
| **Patrón bien diferenciado** | -2,370 | 1,183 | 4,011 | ,045 |
| **H&E posit. /neg.** | -2,756 | 1,184 | 5,423 | ,020 |

Método por pasos hacia delante

Al realizar el análisis multivariante respecto a la recidiva, apreciamos que tras el ajuste entre variables, existen siete de ellas con un posible valor pronóstico y significación estadística. Estas variables son: la afectación N2 de las tres técnicas, la variable resumen de pruebas, la invasión de vasos venosos, la afectación ganglionar estudiada por H&E y por IHQ, Tabla 43.

El análisis por pasos hacia delante, reveló como variable más significativa, la afectación ganglionar de la categoría N2 vs los N0, Tabla 44.

**Tabla 43.** Ajuste de variables para el estudio de regresión lineal de Cox respecto a recidiva.

| | Puntuación | Sig. |
|---|---|---|
| Sexo (♀ vs ♂) | 0,83 | 0,362 |
| Edad (<70 vs ≥70) | 0,27 | 0,601 |
| CEA (≤5 vs >5) | 0,86 | 0,353 |
| Grado diferenciación (alto vs bajo) | 0,01 | 0,962 |
| Patrón crecimiento 1 (infiltrante vs mixto) | 1,27 | 0,260 |
| Patrón crecimiento 2 (expansivo vs mixto) | 0,15 | 0,653 |
| Parámetro T1 (pT2 vs pT1) | 0,74 | 0,389 |
| Parámetro T2 (pT3 vs pT1) | 2,43 | 0,119 |
| Parámetro T3 ( pT4 vs pT1) | 1,02 | 0,312 |
| Parámetro N1 (N1 vs N0) | 1,38 | 0,240 |
| Parámetro N2 (N2 vs N0) | 6,04 | 0,014 |
| Localización tumoral (colon vs recto) | 1,52 | 0,217 |
| Resumen pruebas negativo | 0,01 | 0,961 |
| Resumen pruebas positivo | 4,39 | 0,036 |
| Invasión perineural (si vs no) | 0,26 | 0,606 |
| Invasión Vasos Linfáticos (si vs no) | 0,07 | 0,784 |
| Invasión Vasos Venosos (si vs no) | 7,06 | 0,008 |
| IHQ_(positivo vs negativo) | 4,15 | 0,042 |
| RT-PCR (positivo vs negativo) | 3,19 | 0,074 |
| H&E (positivo vs negativo) | 5,39 | 0,020 |
| Ganglios IHQ (N1 vs N0) | 0,66 | 0,416 |
| Ganglios IHQ (N2 vs N0) | 18,11 | <0,001 |
| Ganglios RT-PCR (N1 vs N0) | 0,54 | 0,461 |
| Ganglios RT-PCR (N2 vs N0) | 6.04 | 0,014 |

**Tabla 44.** Análisis multivariante respecto a la recidiva.

| | Coef. | Error.est. | Chi² | Sig. |
|---|---|---|---|---|
| Ganglios IHQ (N2 vs N0) | -2,756 | 1,184 | 5,423 | ,020 |

Método por pasos hacia delante

# 6 DISCUSIÓN

La afectación ganglionar es el factor pronóstico individual con mayor influencia sobre la supervivencia de los pacientes afectos de cáncer colorrectal y el factor determinante de la necesidad de tratamiento complementario quimioterápico (46, 64, 75, 144). La aplicación de quimioterapia adyuvante, reduce un 22% la mortalidad de los pacientes con mal pronóstico (145), de ahí la importancia de un estadiaje preciso.

Los pacientes afectos de CCR en estadio II, tumoración confinada al colon sin afectación de los ganglios linfáticos regionales, son los que presentan una mayor variabilidad en cuanto a resultados de recidiva de su enfermedad y supervivencia a los cinco años. Los datos de supervivencia en este grupo de pacientes oscilan entre el 60 y 75 % según las series (144, 146, 147). Todo ello hace pensar que existen células con potencial metastásico que han escapado a los métodos de investigación que habitualmente utilizamos. La presencia de pequeños acúmulos celulares en los ganglios linfáticos pueden ser pasados por alto con el método de tinción de la H&E o bien estaban presentes en ganglios no examinados debido a linfadenectomías incompletas o se trataba de células fuera del sistema linfático.

Estudios recientes y revisiones de conjunto han demostrado que pacientes con estadios IIb (T4 N0 M0) constituyen un grupo de peor pronóstico que los pacientes con estadios IIIa (T1 o T2 N1 M0) que han recibido quimioterapia adyuvante; sugiriendo que los pacientes del subgrupo IIb podrían beneficiarse también de tratamientos adyuvantes (148, 149). Muchos son los esfuerzos dedicados a la identificación de factores o subgrupos de pacientes con peor pronóstico dentro del estadio II del CCR y que pudieran beneficiarse de las ventajas de tratamientos adyuvantes. En esta línea, desde la década de los 80, se está investigando intensamente en el ultraestadiaje ganglionar mediante la utilización de técnicas inmunohistoquímicas y moleculares para la identificación de micrometástasis que pudieran explicar el mal pronóstico de ese 30% de pacientes del estadio II. Los resultados al respecto son controvertidos y es por ello, que de momento, la identificación de MM no es un factor con evidencia científica suficiente que justifique la aplicación de tratamientos complementarios (150).

## 6.1 LINFADENECTOMÍA

Un elemento clave en el estadiaje de los pacientes afectos de CCR y concretamente en los pacientes en el estadio II, es la linfadenectomía y el examen de los ganglios linfáticos. Una correcta linfadenectomía es el resultado tanto de una correcta resección con criterios oncológicos que incluya la ligadura de los vasos mesentéricos en su raíz, como de la concienzuda búsqueda de los ganglios por parte del patólogo. Ésta última es una labor tediosa y que precisa de un patólogo meticuloso a la hora de realizar la disección ganglionar. La linfadenectomía basada únicamente en la identificación de los ganglios visibles o detectados por palpación se considera inadecuada ya que pasa por alto la mayoría de ganglios de pequeño tamaño, inferiores a 5 mm (80). La AJCC (American Joint Comitte on Cancer) recomienda un mínimo de 12 ganglios para considerar la linfadenectomía correcta (66). Varios autores justifican diferentes cifras de identificación ganglionar que oscilan entre los 6 a 18 ganglios (90, 91, 100, 151).

Con el objetivo de conseguir linfadenectomías más amplias, otros grupos utilizan sustancias disolventes de la grasa para facilitar la identificación de los ganglios. Cawthorn et al. identificaron un número significativamente mayor de ganglios en especímenes de resecciones de recto en las que utilizaron un disolvente de la grasa en comparación con las linfadenectomías de un grupo de hospitales en los que no se utilizaba esta técnica: 23 ± 1,18 vs 10,5 ±0,6 ganglios, $P < 0,001$ (82). El grupo de Kelder utilizó el método modificado de Davidson, consistente en una solución fijadora a base de ácido acético-alcohol y formalina que facilitó la disección ganglionar, con ella incrementaron la identificación de ganglios de 5 (0-17) a 13 (0-35) tras introducir la pieza en la solución ($P < 0,001$) e incrementaron el número de ganglios positivos de un 30 a un 41 % ($P = 0,077$) (84). Herrera et al. utilizaron una técnica de aclaramiento de la grasa mesorrectal y observaron que el 54 % de las metástasis ganglionares identificadas, se hallaban en ganglios de tamaño igual o inferior a 5 mm de diámetro. Aunque el método descrito es un poco engorroso, justifican su utilización con el elevado número de ganglios aislados así como la facilidad con que se identificaron los ganglios una vez la pieza se había procesado (152).

Chen et al. defienden que un número inadecuado de ganglios en el estadiaje de pacientes afectos de cáncer colorrectal, debe considerarse como factor de riesgo de mal pronóstico y alto riesgo de recurrencia y propone, que en este grupo de pacientes debería considerarse el tratamiento adyuvante. Este mismo autor defiende que cuando la linfadenectomía sea inferior a 15 ganglios, siempre y cuando la resección haya sido correcta, deberían utilizarse técnicas de aclaramiento de la grasa colónica y mesorrectal para completar la búsqueda de adenopatías. Así mismo señala que cuando un equipo de cirujanos y patólogos, obtienen frecuentemente linfadenectomías por debajo del mínimo establecido, deben revisar sus procedimientos ya que el número de ganglios de la linfadenectomía en pacientes con CCR es un indicador de control de calidad del grupo de trabajo (85).

En nuestro estudio se practicó una disección ganglionar en fresco sin utilizar ninguna sustancia adicional que permitiera aclarar la grasa del meso. Se identificaron un total de 2.813 ganglios en los 100 pacientes incluidos, la media de ganglios identificados fue de 28,1 ± 13,8 con un rango que osciló de 8 a 90 ganglios. Sólo en tres pacientes se obtuvieron linfadenectomías con ocho ganglios, en el resto de pacientes, el número mínimo de ganglios obtenidos fue 12 ganglios, así pues el 97 % de los casos tuvieron una linfadenectomía según los mínimos establecidos. Este tipo de disección ganglionar permitió identificar 1.002 ganglios de muy pequeño tamaño, inferiores o iguales a 0,5 cm, lo que supone un 35,6% del total de los ganglios aislados. De éstos, sólo cinco ganglios presentaron positividad tanto por H&E como por IHQ y en 68 ganglios o una u otra técnica fueron positivas.

### 6.1.1 Sectorización de la linfadenectomía y *Skip* metástasis

El haber realizado una disección linfática anatómica, ubicando cada una de las adenopatías obtenidas según la región del meso en la que se aislaron respecto al tumor, nos ha permitido estudiar el fenómeno de las *skip* metástasis. No se conoce si este fenómeno constituye una característica propia del tumor o por el contrario, es el resultado de la destrucción de las células tumorales en el ganglio linfático negativo y traduce una buena respuesta inmunológica por parte del paciente.

Las disecciones anatómicas de los trabajos originales de Dukes y Gabriel, demostraron que la afectación metastásica de la red linfática en el cáncer de recto ocurría de una forma secuencial, desde la pared colónica a los ganglios epicólicos, paracólicos, intermedios y posteriormente a los para-aórticos (48, 49). Sin embargo, encontraron que esta regla se veía alterada en el 1 % de los casos, existiendo saltos en la afectación de la red linfática, éste es el denominado fenómeno de *skip* metástasis. El desarrollo en la última década de la técnica de ganglio centinela en cáncer de colon, con disecciones que incluían el mapa linfático regional, ha corroborado la existencia de este fenómeno y son este tipo de trabajos los que han proporcionado más datos al respecto. En los trabajos publicados, la frecuencia de las *skip* metástasis oscila entre el 1 y el 5% (50, 153, 154). En nuestro estudio la frecuencia de este fenómeno mediante H&E es del 3,1%.

La utilización de técnicas específicas para la identificación de micrometástasis como son la inmunohistoquimia y las técnicas moleculares, eleva los porcentajes de detección de *skip* metástasis. En el estudio de Merrie et al. se identifica un porcentaje de 1,8% de *skip* metástasis mediante H&E que asciende al 18% cuando aplica la detección de CK20 mediante RT-PCR (50). Yagci el al. publicaron un porcentaje de detección de *skip* metástasis del 12.5% en un estudio de ganglio centinela de cáncer colorrectal con multisección y tinción inmunohistoquímica (51). Saha et al. determinaron una tasa de *skip* metástasis del 3,6% en colon y 2,8% en recto en un trabajo de ganglio centinela con multisección y la utilización de IHQ (155). De la misma manera, en nuestro estudio observamos un aumento en la tasa de *skip* metástasis al aplicar la determinación de CK20 mediante inmunohistoquimia, que se sitúa en el 9,4 %. Las cifras de detección de *skip* metástasis mediante la determinación de CK20 por RT-PCR ascienden, en nuestro caso, hasta el 18,8%.

No está claro el papel que juega la detección de MM ganglionares por técnicas específicas como la inmunohistoquimia y la RT-PCR, sin embargo los resultados obtenidos sobre *skip* metástasis, desafían el concepto de la invasión metastásica progresiva y ordenada que postularon Dukes y Gabriel. Este hecho tiene su importancia si se consideran otras técnicas más sensibles en el estadiaje ganglionar del cáncer de colon y recto como sucede en el caso del ganglio centinela. Puede que este fenómeno sea la pista para revelar en el futuro las claves del comportamiento tumoral.

## 6.2 PREVALENCIA DE MICROMETÁSTASIS

Tal y como hemos señalado anteriormente, aunque los pacientes afectos de CCR localizado (estadio II), están potencialmente curados con una resección oncológica, el 30% de ellos desarrollarán recidiva de su enfermedad y morirán a causa de su cáncer (147). El estudio ganglionar mediante la utilización de la tinción con hematoxilina eosina (H&E) es el estándar reconocido y el que determina la afectación o no ganglionar y por lo tanto, la necesidad o no de un tratamiento adyuvante en los pacientes afectos de CCR. A pesar de los esfuerzos realizados para consensuar la técnica y los procedimientos del estudio ganglionar (46), existen variaciones según los diferentes grupos de trabajo, sobre todo en el número de secciones ganglionares examinadas.

Durante las últimas dos décadas, muchos son los estudios que se han centrado en el análisis de la prevalencia y el valor pronóstico de la detección de micrometástasis en los pacientes catalogados como N0 por el análisis histopatológico convencional. Todos los estudios coinciden en demostrar un re-estadiaje ganglionar al alza cuando se aplican técnicas de inmunohistoquimia (IHQ) en multisecciones ganglionares o al aplicar técnicas moleculares como la reacción en cadena de la polimerasa (RT-PCR) (143).

En nuestra serie, tras la aplicación de la tinción H&E se detectaron 67 ganglios positivos (porcentaje de positividad del 2,4%) y entre ellos sólo se detectó una micrometástasis.

La aplicación de la tinción IHQ para la detección de CK 20, re-estadió un total de 63 ganglios en los que se determinaron MM y/o células aisladas (CA). Así mediante IHQ se alcanzó un total de 130 ganglios positivos (4,7%). La detección de CK20 mediante RT-PCR fue positiva en un total de 291 ganglios (16,1%), lo que supone una re-estadificación de 224 ganglios, ello representa un total del 8% del total de los ganglios disecados. Estos hallazgos son similares a los descritos en la bibliografía donde existe una amplia variabilidad debida a los diferentes anticuerpos utilizados y distinto número de secciones ganglionares estudiadas en cada caso. Entre los grupos que utilizaron técnicas de IHQ, Messerini et al. hallaron un 2,6% de MM y/o CA en ganglios linfáticos (156), Zhen et al. re-estadiaron un 9% de los ganglios inicialmente negativos (157), Palma et al. un 1,82% (116), Yasuda et al un 14,5% (111).

### 6.2.1 Re-estadificación ganglionar

La identificación de MM por técnicas específicas produce un re-estadiaje ganglionar.

En relación a la técnica de IHQ, los datos publicados muestran porcentajes de re-estadiaje que oscilan entre el 3 y el 38%. Tanta variabilidad se debe a la diversidad en las técnicas utilizadas en la determinación de MM. Existe una amplia gama de anticuerpos y citoqueratinas empleados, así como diferencias en el protocolo de trabajo de cada grupo, algunos autores realización la tinción sobre un corte ganglionar mientras otros tiñen varios cortes, así la cantidad de material ganglionar evaluado en cada estudio es diferente.

Los resultados que hemos obtenido en nuestro estudio, no difieren de lo ya publicado hasta el momento, Tabla 43. Tras la detección de CK20 mediante IHQ re-estadiamos un total de 13 pacientes que habían sido clasificados como N0 por la H&E, este dato supone un 18% del total de pacientes N0. De estos 13 pacientes, tres de ellos pasaron a ser N1 y los diez restantes pasaron a la categoría N2 por esta técnica.

**Tabla 45**. Resumen de estudios con determinación de micrometástasis en ganglio linfático mediante Inmunohistoquimia.

| IHQ | Total pacientes | Diana | Sección linfática | %Pacientes + ImQ |
|---|---|---|---|---|
| **Cutait 1991** | 46 | CEA | Única | 26 |
| **Greenson 1994** | 50 | Ac CC49, EA1-EA3 | Única | 28 |
| **Jeffers 1994** | 19 | CAM 5.2 | Múltiple | 21 |
| **Adell 1996** | 100 | CK8, 18,19 | Múltiple | 39 |
| **Haboubi 1998** | 48 | CAM 5.2 | Múltiple | 13 |
| **Isaka 1999** | 42 | CAM 5.2 | Múltiple | 21 |
| **Clarke 2000** | 100 | CK 5.6.8.y 17 | Única | 25 |
| **Yasuda 2001** | 42 | CAM 5.2 | Múltiple | 13 |
| **Noura 2002** | 64 | AE1/AE3 | Múltiple | 55 |
| **Shimoyama 2003** | 66 | 7, 8,CAM 5.2 | Múltiple | 2,7 |
| **Bukholm 2003** | 156 | CAM 5.2 | Múltiple | 38 |
| **Fisher 2003** | 399 | AE1/AE3 | — | 18 |
| **Rosenberg 2004** | 85 | CEA, CK20, Ber-EP4 | Múltiple | 27 |
| **Messerini 2006** | 395 | CK20 | Múltiple | 38 |
| **Zhen 2007** | 31 | CK20 | Múltiple | 58 |
| **HMT 2009** | 100 | CK20 | Única | 18 |

**HMT 2009:** datos propios
CEA: antígeno carcinoembrionario
CK: citoqueratina

Respecto a las técnicas moleculares (PCR), los porcentajes de re-estadiaje en general son más elevados que los obtenidos por técnica IHQ. Con esta técnica, al igual que con la IHQ, también encontramos una amplia variabilidad en los protocolos de trabajo, no sólo entre los marcadores utilizados (citoqueratinas, CEA, guanilil-ciclasa, etc.) si no en el número de ciclos, cebadores utilizados, temperatura de ciclación, etc.

El denominador común en todos los estudios es un aumento en la detección de células tumorales respecto a la histopatología convencional (H&E) (129, 135, 158). También es más elevado el número de células tumorales halladas por RT-PCR respecto a la IHQ en aquellos que compararon ambas técnicas (135, 159).

En nuestro estudio, hallamos un mayor porcentaje de células tumorales con la RT-PCR respecto a la IHQ y la H&E respectivamente.

Esta técnica proporcionó el re-estadiaje de 41 pacientes que habían sido clasificados como N0 por la H&E, de ellos 16 pasaron a ser N1 y 25 pasaron a ser N2 según el número de ganglios afectos mediante RT-PCR. Ello implicó un re-estadiaje del 56% de los pacientes dados como N0 por la histopatología convencional.

Tal y como se aprecia apreciar en la Tabla 44, estos datos son concordantes con lo publicado por otros grupos.

**Tabla 46.** Resumen de estudios con determinación de micrometástasis en ganglio linfático mediante PCR.

| PCR | Total pacientes | Diana | Ciclos PCR | % Pacientes + para PCR | Nº controles sanos |
|---|---|---|---|---|---|
| **Gunn 1996** | 15 | CK19<br>CK20 | 35<br>40 | 77% de los ganglios<br>24% de los ganglios | 8<br>8 |
| **Wong 1997** | 14 | CD44 | 60 | 17 | 0 |
| **Dorudi 1998** | | CK20 | 40 | 22 | 5 |
| **Futamura 1998** | 13 | CEA<br>CK20 | 40 | 100 | 5 |
| **Waldman 1998** | 12 | GCC | 70 | 29 | 0 |
| **Mori 1998** | 65 | CEA | 50 | 40% de los ganglios | 8 |
| **Liefers 1998** | 26 | CEA | 35 | 54 | 2 |
| **Weitz 1999** | 20 | CK20 | 70 | 88 | 22 |
| **Bernnini 2000** | | Mucin 2 | 35 | 28 | 3 |
| **Bilchik 2001** | 30 | βHCG,<br>c-Met,<br>uMAGE | 35<br>35<br>35 | 46 | 4 |
| **Noura 2002** | 64 | CEA-1,<br>CEA-2 | 35 | 30 | 30 |
| **Merrie 2003** | 200 | CK20 | 35 | 34 | ___ |
| **Rosenberg 2002** | 85 | CK20 | 35 | 52 | ___ |
| **HMT 2009** | 100 | CK20 | | 56 | 2 |

**HMT:** datos propios

CEA: antígeno carcinoembrionario

CK: citoqueratina

βHCG: beta-gonadotrofina coriónica humana

c-Met: receptor del factor de crecimiento del hepatocito

uMAGE: familia de antígenos-A universal asociado a melanoma.

# 6.3 DETERMINACIÓN DE MICROMETÁSTASIS Y RELACIÓN CON PARÁMETROS ANÁTOMO-PATOLÓGICOS

La presencia de micrometástasis ganglionares determinadas por técnicas específicas, se ha correlacionado en varios estudios con parámetros anatomo-patológicos.

## 6.3.1 Determinación de micrometástasis mediante inmunohistoquimia

Steiner et al. determinaron mediante la detección de CK18 por IHQ, micrometástasis en 41 de 90 pacientes afectos de CCR que habían sido clasificados como N0 por la H&E; ello supuso un re-estadiaje ganglionar del 45,6% de los pacientes estudiados. Además encontraron correlaciones significativas entre la presencia de MM y el grado de infiltración tumoral, tipo de crecimiento y patrón de crecimiento (160). En el estudio de Cianchi et al., utilizando la CK20 como marcador de MM, el análisis univariante demostró que el patrón de crecimiento tumoral, la reacción linfocítica tipo Crohn, la extensión tumoral a través de la *muscularis mucosae* y la existencia de MM en ganglio linfático se correlacionaron significativamente con la supervivencia. El estudio multivariante incluyendo estos cuatro parámetros, seleccionó el patrón de crecimiento y la afectación de la muscularis mucosa como factores pronósticos independientes (161).

Messerini et al. en un minucioso estudio que incluía una amplia serie de 395 pacientes, todos ellos clasificados como pT3 N0 M0, con linfadenectomías con un mínimo de 15 ganglios y estudio de CK20 por IHQ con multisección ganglionar (12 cortes), hallaron células neoplásicas en los ganglios linfáticos de 151 pacientes (38,2%) y las clasificaron según fueran MM o células aisladas (CA). Hallaron MM en 39 pacientes (9,9%) y CA en 112 pacientes (28,3%). No encontraron correlación entre la determinación de células tumorales (CA+MM) y los parámetros anatomo-patológicos. Sin embargo en el análisis univariante, se identificaron tasas de supervivencia superior en los pacientes que mostraron las siguientes características: crecimiento expansivo, crecimiento a través de la *muscularis mucosae* ≤ a 5 mm y una marcada reacción linfocitaria tipo Crohn (156).

En nuestra serie, la determinación de MM mediante la detección de CK20 por IHQ reveló cierta tendencia a correlacionarse con el parámetro T tumoral (P = 0,07). De los 73 pacientes que fueron clasificados como N0 por la H&E, 17 pacientes que presentaron CK20 + por IHQ. Dieciséis de ellos fueron T3 y uno fue clasificado como T4, sin aparecer CK20 en los pacientes con tumores clasificados como T1 y T2.

La determinación de MM mediante IHQ, mostró únicamente relación estadísticamente significativa con la presencia de invasión perineural.

### 6.3.2 Determinación de micrometástasis mediante RT-PCR

La utilización de técnicas moleculares como la RT-PCR, tiene una gran sensibilidad en la detección celular, por lo que se le atribuye un elevado número de falsos positivos (162). Zippelius et al., encontraron que cinco de los 19 pacientes control sin cáncer, presentaron determinaciones positivas para CEA mediante RT-PCR en médula ósea (140). Bostick et al., determinaron CEA por RT-PCR en tres de tres ganglios provenientes de pacientes sin cáncer y en seis de 13 muestras sanguíneas de los controles (163).

En el trabajo de Rosenberg y colaboradores, se detectó CK20 mediante RT-PCR en 44 pacientes de los 85 estudiados (52% de re-estadiaje), sin embargo no se estableció una relación entre la detección de MM y el parámetro T tumoral por la elevada tasa de identificación de MM por RT-PCR en los tumores clasificados como T2 N0 que fue del 53%, mientras los porcentajes de detección en tumores T3 N0 y T4 N0 fueron del 33 y el 37% respectivamente. Tampoco hallaron relación con otros parámetros anatomo-patológicos como la invasión vascular, el estadiaje, el grado de diferenciación tumoral o el nivel de CEA (164).

Bernini et al, determinó por RT-PCR el gen MUC2 y evidenció una correlación con el grado de afectación tumoral en la pared del colon. No halló la expresión de este gen, asociado a la presencia de tumor, en los ganglios linfáticos de los paciente T1, mientras que sí lo halló en el 17%, 40% y 50% de los ganglios de los pacientes T2, T3 y T4 respectivamente (138).

En el análisis univariante de una serie de 200 pacientes intervenidos de CCR con intención curativa, se hallaron como factores pronósticos de supervivencia a los 5 años los siguientes parámetros anatomo-patológicos: invasión vascular, afectación ganglionar y la presencia de MM. El mismo análisis aplicado a los pacientes con ganglios negativos por el estudio histológico convencional, reveló la presencia de CK20 como factor pronóstico independiente de supervivencia a los cinco años (165).

En nuestro caso, la existencia de MM detectadas mediante la determinación de CK20 por RT-PCR, se correlacionó significativamente con el grado de diferenciación tumoral ($P < 0,05$), hallándose micrometástasis en 29 de 40 pacientes (72,5%) con tumores de bajo grado de diferenciación frente a los 14 casos de 33 pacientes (42,4%) con CK20 positiva con alto grado histológico de diferenciación.

### 6.3.3 Determinación global de micrometástasis

A diferencia de Rosenberg (164), no hemos pretendido controlar la determinación de RT-PCR a través de la existencia o no de MM mediante IHQ. Simplemente se realizó un sumatorio de las dos técnicas. Así pudimos apreciar que los pacientes en los que todas las técnicas clasificaron los ganglios como negativos (H&E, IHQ y RT-PCR), se mostraron parámetros anatomo-patológicos de mejor pronóstico: afectación de la pared colónica de menor grado (T), alto grado de diferenciación tumoral y ausencia de invasión perineural. Existe también una clara tendencia en este grupo de pacientes a no presentar invasión de vasos linfáticos.

Este hecho podría explicarse por la metodología empleada para la determinación de MM. La técnica de H&E está realizada sobre un total de 2 a 4 cortes sobre la mitad de cada ganglio y la técnica IHQ sobre dos cortes más, obtenidos de la misma mitad. Por otro lado la técnica RT-PCR se aplicó sobre un homogeneizado celular que incluyó la totalidad de la mitad restante de cada ganglio. Así pues, a pesar de las diferentes sensibilidades en la detección de MM de cada técnica, al hacer el sumatorio de la detección de MM por ambas técnicas, estamos considerando la mayor cantidad de material ganglionar posible. Es precisamente, este parámetro o variable el que mejor correlaciona con un mayor número de parámetros anatomo-patológicos.

## 6.4 COMPARACIÓN ENTRE HEMATOXILINA-EOSINA E INMUNOHISTOQUIMIA

El cálculo de la sensibilidad y especificidad de las técnicas empleadas para la determinación de MM, no se realizó respecto a la técnica H&E ya que tanto la IHQ como la RT-PCR son técnicas más sensible que la H&E.

Teniendo en cuenta que dos de los parámetros principales, objetivo de este estudio, son la recidiva y la mortalidad; se calcularon los valores de sensibilidad y especificidad de todas las técnicas respecto a estos dos parámetros.

Los valores de sensibilidad de la H&E e IHQ respecto a la recidiva son muy similares entre sí: 50 % y 56 % respectivamente. Siendo la especificidad de la IHQ algo mayor que la de la H&E: 77,4 versus 63,1%.

No existen diferencias entre los valores de sensibilidad de la H&E y la IHQ respecto al evento éxitus, siendo algo más específica la H&E que la IHQ con valores de 76,1 y 62% respectivamente.

Los valores predictivos positivos (VPP) y negativos (VPN) de ambas técnicas son similares tanto en lo referente al evento recidiva como al éxitus, siendo muy elevado el VPN de ambas técnicas y muy discreto el VPP.

El análisis de las curvas ROC, reveló que la H&E es significativamente más precisa que la IHQ respecto a la mortalidad, sin embargo la IHQ fue significativamente más precisa que la H&E respecto al diagnóstico de la recidiva.

El estudio de concordancia entre identificación de ganglios patológicos mediante la H&E y la IHQ muestra que existe una moderada concordancia entre pruebas, con un índice Kappa de 0,54.

Lo que tienen en común ambas técnicas es que sus respectivas tinciones se realizan sobre parte del ganglio y no su totalidad. Los resultados obtenidos de lo observado en las láminas estudiadas, se extrapolan al resto del tejido ganglionar. Aumentar el número de secciones para obtener un mejor estudio de cada ganglio multiplica el trabajo de una forma exponencial, con un gran gasto de tiempo y recursos tanto humanos como técnicos. Mientras algunos autores defienden que el aumento de cortes por cada ganglio linfático y la aplicación de tinciones inmunohistoquímicas, aumentan la determinación de MM (100, 166), otros defienden que no está justificado el esfuerzo que ello supone para el rendimiento que se obtiene (94).

## 6.5 COMPARACIÓN ENTRE HEMATOXILINA-EOSINA , INMUNOHISTOQUIMIA Y RT-PCR

La sensibilidad de la RT-PCR en la detección de células malignas en ganglio linfático respecto al evento recidiva fue del 87,5%, siendo ésta la sensibilidad más alta de las tres técnicas aplicadas en el estudio. Ésta fue la técnica que presentó un VPN más elevado, sin embargo, fue la técnica menos específica con un 35,7%.

Respecto a la mortalidad, la RT-PCR presentó un 100% de sensibilidad, ya que la técnica reveló ganglios afectos en todos los pacientes que fallecieron a causa de su enfermedad. Así mismo el VPN fue del 100%. Esta técnica presentó el valor más bajo de especificidad (34,8%) al compararla con la H&E (76,1%) y la IHQ (62%) respectivamente.

El análisis de las curvas ROC mostró que la RT-PCR fue la mejor técnica en la predicción tanto de la recidiva como de los casos de mortalidad con diferencias estadísticamente significativas.

El estudio de concordancia entre la RT-PCR y la H&E, mostró una concordancia discreta y menor que la presentó la IHQ respecto a la H&E, índice Kappa de 0,23.

La alta sensibilidad de la RT-PCR hace que se haya convertido en la técnica más utilizada en la detección de MM en los ganglios linfáticos de pacientes afectos de CCR (103). Sin embargo, resta por resolver su alto índice de falsos positivos, Hayashi et al (127) estudiaron un total de 120 pacientes clasificados como N0 en el estudio patológico, aplicando una técnica de PCR destinada a la detección de mutaciones genética en el ADN celular: MASA (*Mutant Allele-Specific Amplification*), identificaron mutaciones del gen *K-ras* y el p53 en el 40,9% de ganglios provenientes de pacientes que presentaron recurrencia de su enfermedad, mientras que sólo fueron positivos para la técnica un 13,6% de pacientes que no presentaron recurrencia. El problema que quedó por resolver era explicar las determinaciones positivas en un 23% de pacientes con estadio A de Dukes.

## 6.6 FACTORES PRONÓSTICOS DEL CARCINOMA COLORRECTAL

Entre los factores pronósticos del CCR, los que han demostrado tener mayor influencia sobre el pronóstico de la enfermedad, son los factores anatomo-patológicos tales como la extensión local del tumor, la afectación ganglionar, la existencia de nódulos mesentéricos, la invasión vascular, la existencia de tumor residual y el valor del CEA preoperatorio (167).

En el análisis bivariante del presente estudio, teniendo en cuenta únicamente los 73 pacientes N0 por la histopatología convencional, existió una relación estadísticamente significativa entre la presencia de MM por IHQ y la determinación del CEA preoperatorio. Los pacientes con IHQ positivas presentaron niveles de CEA más elevados que aquellos en los que la determinación IHQ fue negativa. Choi et al. en el estudio de la incidencia y valor pronóstico de las MM mediante IHQ, halló como factores pronósticos independientes de supervivencia, el sexo masculino, el nivel de CEA preoperatorio $\geq$ a 5 ng/mL y la invasión de vasos linfáticos.

Varios son los estudios de determinación de MM que hallaron factores anatomo-patológicos como factores pronósticos independientes de la enfermedad. Adell et al. identificaron el tamaño tumoral y la localización tumoral (colon y recto) (168); Cianchi et al. determinaron el patrón de crecimiento y la afectación de la *muscularis mucosae* como factores pronósticos independientes (161); Merrie et al. identificaron la afectación histológica ganglionar y la invasión vascular (165); Rosenberg et al. identificaron además de la presencia de micrometástasis, la localización tumoral y la linfangiosis (164); Noura et al. también hallaron como factor pronóstico individual la presencia de MM además de la reacción linfocitaria tipo Crohn (169).

En el análisis univariante de este estudio, la afectación ganglionar determinada mediante la tinción H&E se posicionó como factor determinante del pronóstico de la enfermedad.

La determinación de CEA preoperatorio y el patrón de crecimiento tumoral muestran cierta tendencia aunque sin llegar a conseguir la significación estadística.

En nuestro estudio, la regresión de Cox mostró como únicos factores independientes con valor pronóstico sobre la supervivencia, la existencia o no de ganglios afectados en el estudio H&E y el patrón de crecimiento tumoral (Tabla 42).

## 6.7 RECIDIVA Y VALOR PRONÓSTICO DE LA DETERMINACIÓN DE MICROMETÁSTASIS

La tasa de recidiva de este estudio se sitúa en el 16%. El 81,2% de las recidivas fueron hepáticas y el intervalo libre de enfermedad (ILE) en este grupo de pacientes fue de 28,4 ± 21,7 meses. La mitad de las recidivas (ocho casos) corresponden a tumores localizados en colon y el resto a pacientes con tumoraciones rectales. Proporcionalmente, la recidiva fue más frecuente en la localización rectal que en la colónica.

El 56 % de las recidivas (nueve pacientes) fueron detectadas por una elevación del CEA cuando eran asintomáticas, lo que apoya la política de protocolos de seguimiento para intentar diagnosticar las recidivas cuando éstas son rescatables quirúrgicamente (170). A pesar de que existe variabilidad en la utilización de los protocolos de seguimiento en pacientes con cirugía potencialmente curativa de CCR, el beneficio del seguimiento reglado queda refrendado por los resultados obtenidos de forma independiente en tres meta-análisis (149, 171, 172).

La prueba diagnóstica que localizó con más frecuencia la recidiva fue la tomografía axial computerizada (TC), que identificó ocho afectaciones hepáticas y dos pulmonares. La Sociedad Americana de Oncología Clínica (ASCO) reconsideró en el año 2005, su recomendación inicial de no realizar TC durante el seguimiento y, pasó a recomendar la realización de un TC tóraco-abdómino-pélvico anualmente a aquellos pacientes con factores de riesgo para la recurrencia (invasión de vasos linfáticos o venosos, tumores con bajo grado de diferenciación) durante los tres primeros años consecutivos a la cirugía (173).

### 6.7.1 Micrometástasis y recidiva

#### 6.7.1.1 Inmunohistoquimia

La detección de MM mediante la identificación de CK20 por IHQ, no ayudó a identificar los pacientes que posteriormente presentaron recidiva. La H&E clasificó como N0 ocho pacientes que posteriormente presentaron recidiva. Por su parte la IHQ fue negativa en siete pacientes que a posteriori presentaron recidiva. Podemos decir que ambas técnicas son igualmente ineficaces en la predicción de recidiva de los pacientes con resecciones potencialmente curativas. La supervivencia respecto al estadiaje que proporcionó la IHQ de acuerdo a la existencia o no de MM fue similar.

Los estudios publicados muestran resultados contradictorios, aunque podríamos decir, que la balanza se inclina a que la determinación de MM mediante IHQ, no se posicione como buen método identificador de los pacientes en riesgo de tener una mala evolución. Un trabajo de revisión llevado a cabo por Doekhie et al. en el 2005 (96), contabilizó un total de nueve (106-114) de 28 trabajos en los que se mostraba peor pronóstico en los pacientes en los que se detectaron MM mediante técnica IHQ (94, 95, 97, 115-123). Se han barajado varios factores que pueden influenciar la determinación de MM por IHQ. Xu et al. demostraron falsos positivos de la IHQ al detectar células no epiteliales ubicadas en los linfocitos de pacientes afectas de cáncer de mama y por ello defiende la utilización de una mezcla de anticuerpos AE1/AE3 que reconoce un total de catorce citoqueratinas (174). Otra táctica para evitar la confusión, consiste en basarse en la observación morfológica de las células no epiteliales.

Otro posible factor que influencia el valor pronóstico de la determinación de MM por IHQ, viene dado por el número de cortes estudiados. Adell et al. publicaron que el 95% de pacientes con MM fueron detectados estudiando tres niveles o cortes de tres ganglios con la combinación de Anticuerpos AE1/AE3 (168). McGuckin el al. examinaron los ganglios linfáticos de pacientes afectas de cáncer de mama mostrando que la mayoría de las metástasis pueden detectarse examinando tres niveles del ganglio linfático, separados por 300μm (175). Fisher et al. estudiaron una amplia serie de 399 pacientes en los que sólo hallaron un 18,3% de células aisladas y MM, sin poder establecer relevancia clínica alguna derivada de la presencia de MM. Estos resultados se atribuyeron al estudio de un solo nivel ganglionar con la combinación de anticuerpos AE1/AE3 (176). Otro factor que distorsiona los resultados es la observación mediante un microscopio convencional. Se puede disminuir mucho la variabilidad inter-observador si se utiliza un microscopio automático (177).

Se aprecia, pues, una falta de estandarización en las técnicas IHQ y se aconseja como mínimo realizar un par de cortes del ganglio linfático para poder determinar si la detección de MM por IHQ tiene valor pronóstico en la evolución del paciente.

En un meta-análisis publicado por Iddings et al., se incluyeron 236 pacientes provenientes de cuatro estudios, todos ellos con un seguimiento mínimo de tres años. La prevalencia de MM en este estudio fue del 32% y aunque se apreció una tendencia a que el intervalo libre de enfermedad (ILE) fuera algo menor en los pacientes con IHQ positiva, no se alcanzó la significación estadística (143). Los problemas metodológicos señalados en este trabajo son los ya mencionados previamente: gran variedad entre los anticuerpos utilizados, variabilidad en el muestreo de los ganglios, la definición de MM incluyó desde células aisladas o grupos celulares hasta MM, sin especificación del tamaño de los grupos celulares.

Otras revisiones de conjunto apuntan al mismo motivo como responsable de los peores resultados de la IHQ respecto a las técnicas moleculares a la hora de demostrar su relevancia clínica (178).

De la misma forma, en nuestro trabajo se objetiva un re-estadiaje mediante la IHQ de un total del 18% de los pacientes sin que ello tenga repercusión alguna sobre el intervalo libre de enfermedad, la tasa de recidivas o la supervivencia a largo plazo.

### 6.7.1.2 RT-PCR

La RT-PCR se ha convertido en uno de los métodos más utilizados en la detección de MM en ganglio linfático en pacientes afectos de CCR. Idealmente, la determinación de MM debe basarse en la amplificación de ARNm que se exprese exclusivamente en las células tumorales y no en los tejidos circundantes. Cuando se trata del estudio de ganglios linfáticos, también se pueden utilizar células de tejidos que no se expresan en el tejido linfático como es el caso de las células epiteliales. La mayoría de tumores de origen colorrectal proceden de células epiteliales y es por ello que las citoqueratinas se utilizan frecuentemente para la determinación de MM en cáncer colorrectal. Existen al menos 20 clases de citoqueratinas de diverso tamaño y peso molecular. Las que más se han utilizado en la determinación de MM son la CK19 y la CK20.

Yun et al. realizaron un ensayo determinando en ganglio linfático la CK20 y el gen *K*-ras mediante MASA (*Mutant Allele-Specific Amplification*) en 41 pacientes control frente a 42 muestras provenientes de tumores CCR, encontraron que ambos métodos detectaban MM siendo la detección de CK20 por RT-PCR diez veces más específica que la detección del gen *K*-ras por MASA(130).

Son muchos los trabajos publicados que apoyan el valor pronóstico de la detección de MM por RT-PCR en ganglio linfático en CCR. Mori et al. utilizaron esta técnica para determinar la expresión del antígeno carcinoembrionario (CEA) en ganglio linfático de pacientes afectos por distintos tipos de tumor: cáncer de mama, gástrico, esofágico y rectal. En concreto, 23 de los ganglios estudiados fueron en relación al cáncer de recto, cuatro de estos ganglios fueron positivos por el estudio H&E, pero 19 de los 23 lo fueron al aplicar la técnica RT-PCR (129). Hayashi et al. detectaron mutaciones del p53 y el gen *K*-ras en 71 tumores (59%) de 120 pacientes clasificados dentro de los estadios Dukes A y B. De estos 71 pacientes, el 52% de ellos (31 pacientes) presentaron las mutaciones de estos genes en los ganglios linfáticos disecados y 27 pacientes de este último grupo presentaron recidiva de la enfermedad en los cinco años posteriores al tratamiento quirúrgico. Ello contrasta con que no se detectara ninguna recidiva en los pacientes en los que la técnica MASA fue negativa (127). El problema es que no todos los tumores colorrectales expresan las mutaciones del gen p53 o el K-ras, éstas se hallan presentes sólo en un 38% de los casos y no se conoce ninguna mutación que ocurra regularmente en este tipo de tumores (179).

Miyake et al. utilizaron una combinación de IHQ y RT-PCR para examinar un total de 247 ganglios linfáticos provenientes de 11 pacientes. Los marcadores genéticos utilizados en RT-PCR fueron el CEA y la CK20, en la tinción inmunohistoquímica determinaron el anticuerpo AE1/AE3. Veinte de los 271 ganglios fueron positivos mediante H&E y en todos ellos tanto la IHQ como la RT-PCR fueron positivos. Entre los ganglios negativos, 6,5% fueron positivos por IHQ y el 26,2% positivos por RT-PCR. Durante el seguimiento a los cinco años, dos pacientes presentaron recidiva de la enfermedad y los dos tenían una afectación linfática por RT-PCR en el 70 % de los ganglios identificados (133).

La detección de MM mediante técnica de RT-PCR en nuestro estudio, ajustó más la clasificación de los pacientes respecto a la recidiva que la H&E y la IHQ. De los 16 pacientes que presentaron recidiva, únicamente clasificó dos pacientes como N0. Los 14 pacientes restantes fueron clasificados, ocho de ellos como N1 y los seis restantes como N2. Las diferencias detectadas por la RT-PCR se aproximaron a la significación estadística.

La curva de supervivencia respecto a la recidiva según los diferentes estadios obtenidos mediante RT-PCR, no mostró diferencias estadísticamente significativas. Sin embargo, podemos apreciar que la mayoría de casos censurados corresponden al estadio III: 14 casos, sólo dos corresponden al estadio II y no se encuentra ningún caso de recidiva en el estadio I.

El estudio individualizado de los dos pacientes con recidiva y determinación de RT-PCR negativa, demuestra que uno de ellos fue negativo para el estudio ganglionar mediante H&E pero presentó un ganglio positivo (presencia de células aisladas - CA-)

en el estudio mediante IHQ. El segundo caso se trató de un individuo con H&E positiva en un ganglio y cuatro ganglios positivos en el estudio mediante IHQ, tres con presencia de CA y el cuarto con presencia de MM. En ambos casos los ganglios que fueron positivos por las técnicas H&E y/o IHQ, tuvieron un tamaño mayor o igual a 5 mm y se seccionaron por la mitad para procesar una parte por RT-PCR. Dada la alta sensibilidad de la técnica RT-PCR, podríamos considerar estos dos casos como falsos negativos fruto del diseño del estudio y la metodología empleada. Las técnicas H&E e IHQ se determinaron en una mitad del ganglio y la técnica RT-PCR en la otra mitad que se procesó congelándola en nitrógeno líquido. Este hecho podría condicionar que las mitades de los ganglios procesados por RT-PCR en estos dos pacientes, no contuvieran una porción adecuadamente representativa del ganglio, por ejemplo que en esa mitad hubiera más contenido graso perilinfático o capsular que tejido linfático propiamente dicho. Si así fuera, nos encontraríamos ante dos casos de falsos negativos (FN) que podrían haberse obviado si todo el material hubiera sido procesado mediante RT-PCR.

Durante los últimos años, se ha desarrollado una nueva modalidad de PCR denominada qRT-PCR o *Real time* RT- PCR. Este método ha conseguido simplificar mucho el procesamiento de las muestras por tratarse de un sistema cerrado limitado a un tubo, en el que se utiliza la inmunofluorescencia para cuantificar el producto de la PCR. Por sus características, minimiza el riesgo de contaminación y simplifica el trabajo de laboratorio. La elevada sensibilidad de esta técnica cifra los porcentajes de re-estadificación alrededor del 98% para el CEA y el 75% para la CK20 (96). A pesar de las bondades que *a priori* nos brinda el método, autores como Lassmann o Bustin publican bajos porcentajes de re-estadificación con esta técnica (180, 181). Lassmann et al. aplicaron la determinación de CK20 mediante IHQ y qRT-PCR en 72 ganglios linfáticos provenientes de tumores colorrectales en estadio I y II. El material linfático que utilizaron provenía de secciones de ganglios linfáticos incluidos en bloques de parafina. Hallaron una re-estadificación del 14,5% mediante IHQ y del 36,8% mediante qRT-PCR, objetivando cierta tendencia a tener peor pronóstico en pacientes con IHQ y qRT-PCR positivas (180). Uno de los motivos por los que se atribuye a este trabajo tan bajo porcentaje de re-estadificación con la qRT-PCR es por la utilización de material parafinado en lugar de material en fresco (96). Bustin et al., no hallaron relación entre la determinación de CEA, CK20 y GCC y el pronóstico de los pacientes, utilizando la qRT-PCR (181). Estos resultados se han atribuido al número de ciclos utilizados en la PCR (96). Por otro lado, Ho et al., demuestran en un interesante trabajo en el que determinan CEA mediante IHQ y *nested* RT-PCR, como la qRT-PCR obvia los casos de falsos positivos de la *nested* RT-PCR. En este trabajo se incluyeron 64 pacientes con resecciones colorrectales de los cuales, siete no tenían cáncer. La *nested* RT-PCR fue positiva en el 12% de los ganglios del grupo control, mientras que la qRT-PCR fue negativa en todos los casos (182).

### 6.7.2 Micrometástasis y supervivencia

Son varios los autores que han identificado la positividad de MM por técnicas moleculares, concretamente la RT-PCR, como factor pronóstico de supervivencia en los pacientes en estadio II de CCR.

Sánchez-Céspedes determinó la expresión de tres genes por RT-PCR: *p53*, *K-ras* y p16 (promotor de hipermetilación) en los ganglios perihepáticos de 21 pacientes afectos de metástasis hepáticas de CCR, el 76 % de estos tumores expresaba al menos uno de estos genes. El 28% de los ganglios fueron positivos por H&E mientras por RT-PCR se detectó un 45% de positividad. Además encontró diferencias significativas en la media de supervivencia de estos pacientes, siendo de 165 días para los pacientes con RT-PCR positiva frente a 1.065 días en los pacientes con RT-PCR negativa (183). Liefers et al. utilizaron la determinación de CEA mediante RT-PCR en el estudio de 26 pacientes en estadio II de CCR. Sus estudios determinaron una supervivencia a los cinco años del 91% en los pacientes con RT-PCR negativas frente al 54% de los pacientes que presentaron prueba positiva. A pesar de la corta serie de pacientes, el autor concluyó que la detección de MM por métodos moleculares es una buena herramienta pronóstica en los pacientes afectos de CCR en estadio II. Merrie et al. incluyeron un total de 200 pacientes con CCR tratados con resección curativa. Determinaron la presencia de MM mediante la detección de CK20 por RT-PCR. Un 34% de adenopatías negativas por H&E fueron positivas en el estudio molecular. En el estudio de supervivencia con un seguimiento de 42 meses, tanto en el análisis univariante como en el multivariante, identificaron la determinación de MM mediante RT-PCR como factor predictivo de supervivencia en los ganglios con histología negativa (165).

Hay grupos como el de Noura et al. que han trabajado en la comparación entre técnicas IHQ y moleculares para determinar el valor pronóstico de la detección de MM. Estudiaron 64 pacientes afectos de tumoraciones colorrectales en estadio II en los que identificaron Ac anti CEA mediante las técnicas antes mencionadas. Detectaron MM en un 29,6% de pacientes mediante RT-PCR y en un 54,7% mediante IHQ. Los pacientes con CEA positivo mediante RT-PCR presentaron peor pronóstico tanto en cuanto al ILE (intervalo libre de enfermedad) como a la supervivencia. Sin embargo, la determinación de MM mediante IHQ no fue factor pronóstico respecto al ILE ni a la supervivencia (169).

El trabajo de Rosenberg aporta una idea original en el que la utilización de la IHQ sirve para catalogar el valor de la positividad de la RT-PCR. De los 44 pacientes con RT-PCR positiva, 34 también tenían la IHQ positiva para CK20. Así clasificaron las CK20+ por RT-PCR según la ubicación en el ganglio de CK20+ por IHQ, considerando la localización intranodal sugestiva de verdadera MM (21 pacientes), mientras que la detección de CK20 periférica en el ganglio linfático o extranodal (13 pacientes) se catalogó como posible contaminación. Este último grupo de pacientes, presentó una supervivencia a los cinco años similar al grupo de pacientes con RT-PCR negativa. La supervivencia del grupo de pacientes RT-PCR positiva controlada mediante IHQ+ presentó una supervivencia a los cinco años, significativamente menor al de los pacientes con RT-PCR negativa. El análisis multivariante de este estudio, determinó la

RT-PCR controlada mediante IHQ como el factor pronóstico independiente predictivo de supervivencia (164).

En nuestra serie de pacientes, la RT-PCR proporcionó la clasificación de pacientes por estadios más exacta respecto al evento mortalidad por enfermedad CCR. A pesar de no alcanzar la significación estadística, los ocho casos de muerte por enfermedad se produjeron en los pacientes clasificados como estadio III por RT-PCR, mientras que la H&E tiene tres pacientes fallecidos por enfermedad clasificados con estadio II y la IHQ tiene un caso de éxitus en el estadio I y dos casos en el estadio II. Todos los casos de mortalidad presentaron CK20 positiva en el estudio molecular, la comparación de los pacientes con CK20 positiva frente a los que la CK20 fue negativa por RT-PCR, revela una relación al borde la significación.

# 7 CONCLUSIONES

A la vista de los resultados presentados en este trabajo podemos concluir que:

1) La histopatología convencional no clasificó correctamente el 37,5% (tres de ocho fallecimientos) de los pacientes que serían posteriormente éxitus a causa de la enfermedad, ni el 50% de los pacientes que presentaron recidiva de la enfermedad detectadas durante el seguimiento.

2) La utilización de técnicas específicas para la identificación de micrometástasis, puso de manifiesto la existencia de células neoplásicas en ganglios linfáticos clasificados como libres de enfermedad por la histopatología convencional:

- Se detectó CK20 positiva mediante inmunohistoquimia en 63 ganglios con estudio histológico negativo, lo que supuso una re-estadificación del 2,2%.
- Se detectó CK20 positiva mediante RT-PCR en 224 ganglios con estudio histológico negativo, lo que supuso una re-estadificación del 8%.

3) La negatividad en las tres técnicas utilizadas en la detección de micrometástasis, comporta un riesgo nulo de recidiva o muerte a causa de la enfermedad.

4) Se ha puesto de manifiesto que el ya conocido fenómeno de las *Skip* metástasis, es más relevante cuanto más sensibles sean las técnicas utilizadas en la detección de MM.

5) La determinación de micrometástasis mediante técnicas de inmunohistoquimia en los pacientes afectos de cáncer colorrectal, a los que se les practicó una intervención con intención curativa, no orientó en la identificación de pacientes a riesgo de sufrir una recidiva de su enfermedad o muerte a causa de ella.

6) La detección de MM mediante RT-PCR fue positiva en el 88% (14 pacientes) de los pacientes que posteriormente desarrollaron una recidiva y en el 100% de los pacientes que presentaron muerte a causa de la evolución de su enfermedad.

7) La detección de micrometástasis mediante RT-PCR puede constituirse como factor pronóstico respecto a la supervivencia y la recidiva de la enfermedad siempre y cuando, se llegue a un consenso en la homogenización de la técnica y los marcadores moleculares a utilizar.

8) La detección de micrometástasis mediante RT-PCR podría llegar a ser el instrumento que determinara qué pacientes en estadio II de cáncer colorrectal serían tributarios de recibir tratamiento adyuvante.

# 8 BIBLIOGRAFÍA

1. Parkin DM, Pisani P, Ferlay J. Global cancer statistics. CA Cancer J Clin. 1999 Jan-Feb;49(1):33-64, 1.

2. Jemal A, Siegel R, Ward E, Hao Y, Xu J, Murray T, et al. Cancer statistics, 2008. CA Cancer J Clin. 2008 Mar-Apr;58(2):71-96.

3. SEOM, editor. XI Congreso Nacional SEOM; 2007; Madrid.

4. Borràs JM PL, Espinàs JA. Análisis de la incidencia, la superviviencia y la mortalidad segúnlas principales localizaciones tumorales, 1985-2019. Med clin (Barc). 2008;131(Supl 1):5.

5. Eddy DM. Screening for colorectal cancer. Ann Intern Med. 1990 Sep 1;113(5):373-84.

6. Ries LAG MD, Krapcho M, Stinchcomb DG, Howlader N, Horner MJ, et al. SEER Stat Fact Sheets - Cancer of the Colon and Rectum Rewiew 1973. 2007.

7. Ekbom A, Helmick C, Zack M, Adami HO. Ulcerative colitis and colorectal cancer. A population-based study. N Engl J Med. 1990 Nov 1;323(18):1228-33.

8. Goldacre MJ, Wotton CJ, Yeates D, Seagroatt V, Jewell D. Cancer in patients with ulcerative colitis, Crohn's disease and coeliac disease: record linkage study. Eur J Gastroenterol Hepatol. 2008 Apr;20(4):297-304.

9. Collins PD, Mpofu C, Watson AJ, Rhodes JM. Strategies for detecting colon cancer and/or dysplasia in patients with inflammatory bowel disease. Cochrane Database Syst Rev. 2006(2):CD000279.

10. Berster JM, Goke B. Type 2 diabetes mellitus as risk factor for colorectal cancer. Arch Physiol Biochem. 2008 Feb;114(1):84-98.

11. Liang PS, Chen TY, Giovannucci E. Cigarette smoking and colorectal cancer incidence and mortality: Systematic review and meta-analysis. Int J Cancer. 2008 Nov 26.

12. Shimizu N, Nagata C, Shimizu H, Kametani M, Takeyama N, Ohnuma T, et al. Height, weight, and alcohol consumption in relation to the risk of colorectal cancer in Japan: a prospective study. Br J Cancer. 2003 Apr 7;88(7):1038-43.

13. Reid FD, Mercer PM, harrison M, Bates T. Cholecystectomy as a risk factor for colorectal cancer: a meta-analysis. Scand J Gastroenterol. 1996 Feb;31(2):160-9.

14. Martinez ME, Giovannucci E, Spiegelman D, Hunter DJ, Willett WC, Colditz GA. Leisure-time physical activity, body size, and colon cancer in women. Nurses' Health Study Research Group. J Natl Cancer Inst. 1997 Jul 2;89(13):948-55.

15. Terry P, Giovannucci E, Michels KB, Bergkvist L, Hansen H, Holmberg L, et al. Fruit, vegetables, dietary fiber, and risk of colorectal cancer. J Natl Cancer Inst. 2001 Apr 4;93(7):525-33.

16. Slattery ML, Boucher KM, Caan BJ, Potter JD, Ma KN. Eating patterns and risk of colon cancer. Am J Epidemiol. 1998 Jul 1;148(1):4-16.

17. Michels KB, Edward G, Joshipura KJ, Rosner BA, Stampfer MJ, Fuchs CS, et al. Prospective study of fruit and vegetable consumption and incidence of colon and rectal cancers. J Natl Cancer Inst. 2000 Nov 1;92(21):1740-52.

18. Chao A, Thun MJ, Connell CJ, McCullough ML, Jacobs EJ, Flanders WD, et al. Meat consumption and risk of colorectal cancer. JAMA. 2005 Jan 12;293(2):172-82.

19. Larsson SC, Rafter J, Holmberg L, Bergkvist L, Wolk A. Red meat consumption and risk of cancers of the proximal colon, distal colon and rectum: the Swedish Mammography Cohort. Int J Cancer. 2005 Feb 20;113(5):829-34.

20. Sanjoaquin MA, Appleby PN, Thorogood M, Mann JI, Key TJ. Nutrition, lifestyle and colorectal cancer incidence: a prospective investigation of 10998 vegetarians and non-vegetarians in the United Kingdom. Br J Cancer. 2004 Jan 12;90(1):118-21.

21. Flossmann E, Rothwell PM, British Doctors Aspirin Trial and the UKTIAAT. Effect of aspirin on long-term risk of colorectal cancer: consistent evidence from randomised and observational studies. Lancet. 2007 May 12;369(9573):1603-13.

22. Asano TK, McLeod RS. Nonsteroidal anti-inflammatory drugs and aspirin for the prevention of colorectal adenomas and cancer: a systematic review. Dis Colon Rectum. 2004 May;47(5):665-73.

23. Weingarten MA, Zalmanovici A, Yaphe J. Dietary calcium supplementation for preventing colorectal cancer and adenomatous polyps. Cochrane Database Syst Rev. 2008(1):CD003548.

24. Mao Y, Pan S, Wen SW, Johnson KC, Canadian Cancer Registries Epidemiology Research G. Physical inactivity, energy intake, obesity and the risk of rectal cancer in Canada. Int J Cancer. 2003 Jul 20;105(6):831-7.

25. Dukes C. Simple tumours of the large intestine and their relation to cancer. 1926. Br J Surg 1926 13:720-33.

26. Jackman RJ, Mayo CW. The adenoma-carcinoma sequence in cancer of the colon. Surg Gynecol Obstet. 1951 Sep;93(3):327-30.

27. Winawer SJ, Zauber AG, Fletcher RH, Stillman JS, O'Brien MJ, Levin B, et al. Guidelines for colonoscopy surveillance after polypectomy: a consensus update by the US Multi-Society Task Force on Colorectal Cancer and the American Cancer Society. Gastroenterology. 2006 May;130(6):1872-85.

28. Fearon ER, Vogelstein B. A genetic model for colorectal tumorigenesis. Cell. 1990 Jun 1;61(5):759-67.

29. Lynch JP, Hoops TC. The genetic pathogenesis of colorectal cancer. Hematol Oncol Clin North Am. 2002 Aug;16(4):775-810.

30. Shirasawa S, Furuse M, Yokoyama N, Sasazuki T. Altered growth of human colon cancer cell lines disrupted at activated Ki-ras. Science. 1993 Apr 2;260(5104):85-8.

31. Takayama T, Ohi M, Hayashi T, Miyanishi K, Nobuoka A, Nakajima T, et al. Analysis of K-ras, APC, and beta-catenin in aberrant crypt foci in sporadic adenoma, cancer, and familial adenomatous polyposis. Gastroenterology. 2001 Sep;121(3):599-611.

32. Pretlow T, Brasitus T, Fulton N, Cheyer C, Kaplan E. K-ras mutations in putative preneoplastic lesions in human colon. J Natl Cancer Inst. 1993 Dec;85(24):2004-7.

33. Lane D. Cancer. p53, guardian of the genome. Nature. 1992 Jul;358(6381):15-6.

34. Vogelstein B, Fearon E, Hamilton S, Kern S, Preisinger A, Leppert M, et al. Genetic alterations during colorectal-tumor development. N Engl J Med. 1988 Sep;319(9):525-32.

35. Burt RW, DiSario JA, Cannon-Albright L. Genetics of colon cancer: impact of inheritance on colon cancer risk. Annu Rev Med. 1995;46:371-9.

36. Wirtzfeld DA, Petrelli NJ, Rodriguez-Bigas MA. Hamartomatous polyposis syndromes: molecular genetics, neoplastic risk, and surveillance recommendations. Ann Surg Oncol. 2001 May;8(4):319-27.

37. Lynch HT, Smyrk TC, Watson P, Lanspa SJ, Lynch JF, Lynch PM, et al. Genetics, natural history, tumor spectrum, and pathology of hereditary nonpolyposis colorectal cancer: an updated review. Gastroenterology. 1993 May;104(5):1535-49.

38. Bohle AS, Kalthoff H. Molecular mechanisms of tumor metastasis and angiogenesis. Langenbecks Arch Surg. 1999 Apr;384(2):133-40.

39. Gofuku J, Shiozaki H, Tsujinaka T, Inoue M, Tamura S, Doki Y, et al. Expression of E-cadherin and alpha-catenin in patients with colorectal carcinoma. Correlation with cancer invasion and metastasis. Am J Clin Pathol. 1999 Jan;111(1):29-37.

40. Webb DS, Mostowski HS, Gerrard TL. Cytokine-induced enhancement of ICAM-1 expression results in increased vulnerability of tumor cells to monocyte-mediated lysis. J Immunol. 1991 May 15;146(10):3682-6.

41. O'Reilly MS, Holmgren L, Chen C, Folkman J. Angiostatin induces and sustains dormancy of human primary tumors in mice. Nat Med. 1996 Jun;2(6):689-92.

42. Folkman J. Seminars in Medicine of the Beth Israel Hospital, Boston. Clinical applications of research on angiogenesis. N Engl J Med. 1995 Dec 28;333(26):1757-63.

43. Ishigami SI, Arii S, Furutani M, Niwano M, Harada T, Mizumoto M, et al. Predictive value of vascular endothelial growth factor (VEGF) in metastasis and prognosis of human colorectal cancer. Br J Cancer. 1998 Nov;78(10):1379-84.

44. Green JB. Mucinous carcinoma--just another colon cancer? Dis Colon Rectum. 1993.

45. Frizelle FA, Hobday KS, Batts KP, Nelson H. Adenosquamous and squamous carcinoma of the colon and upper rectum: a clinical and histopathologic study. Dis Colon Rectum. 2001 Mar;44(3):341-6.

46. Compton CC, Fielding LP, Burgart LJ, Conley B, Cooper HS, Hamilton SR, et al. Prognostic factors in colorectal cancer. College of American Pathologists Consensus Statement 1999. Arch Pathol Lab Med. 2000 Jul;124(7):979-94.

47. Gutman M, Fidler I. Biology of human colon cancer metastasis. World J Surg.19(2):226-34.

48. C D. The classification of cancer of the rectum. J Pathol Bacteriol. 1932;35:10.

49. Gabriel W, Dukes C, H. B. Lymphatic spread in cancer of the rectum. Br J Surg. 1935;23:9.

50. Merrie AE, Phillips LV, Yun K, McCall JL. Skip metastases in colon cancer: assessment by lymph node mapping using molecular detection. Surgery. 2001 Jun;129(6):684-91.

51. Yagci G, Unlu A, Kurt B, Can M, Kaymakcioglu N, Cetiner S, et al. Detection of micrometastases and skip metastases with ex vivo sentinel node mapping in carcinoma of the colon and rectum. Int J Colorectal Dis. 2007 Feb;22(2):167-73.

52. Pressman JJ, Simon MB. Experimental evidence of direct communications between lymph nodes and veins. Surg Gynecol Obstet. 1961 Nov;113:537-41.

53. Fisher B, Fisher ER. Barrier function of lymph node to tumor cells and erythrocytes. I. Normal nodes. Cancer. 1967 Nov;20(11):1907-13.

54. Edwards JM, Kinmonth JB. Lymphovenous shunts in man. Br Med J. 1969 Dec 6;4(5683):579-81.

55. Griffiths JD, McKinna JA, Rowbotham HD, Tsolakidis P, Salsbury AJ. Carcinoma of the colon and rectum: circulating malignant cells and five-year survival. Cancer. 1973 Jan;31(1):226-36.

56. Nishizaki T, Matsumata T, Kanematsu T, Yasunaga C, Sugimachi K. Surgical manipulation of VX2 carcinoma in the rabbit liver evokes enhancement of metastasis. J Surg Res. 1990 Jul;49(1):92-7.

57. Koch M, Kienle P, Sauer P, Willeke F, Buhl K, Benner A, et al. Hematogenous tumor cell dissemination during colonoscopy for colorectal cancer. Surg Endosc. 2004 Apr;18(4):587-91.

58. Thomas DJ, Thompson MR. Implantation metastasis from adenocarcinoma of sigmoid colon into fistula in ano. J R Soc Med. 1992 Jun;85(6):361.

59. Gravante G, Delogu D, Venditti D. Colosigmoid adenocarcinoma anastomotic recurrence seeding into a transsphincteric fistula-in-ano: a clinical report and literature review. Surg Laparosc Endosc Percutan Tech. 2008 Aug;18(4):407-8.

60. Jessup JM, Stewart AK, Menck HR. The National Cancer Data Base report on patterns of care for adenocarcinoma of the rectum, 1985-95. Cancer. 1998 Dec 1;83(11):2408-18.

61. Chapuis PH, Dent OF, Fisher R, Newland RC, Pheils MT, Smyth E, et al. A multivariate analysis of clinical and pathological variables in prognosis after resection of large bowel cancer. Br J Surg. 1985 Sep;72(9):698-702.

62. Tominaga T, Sakabe T, Koyama Y, Hamano K, Yasutomi M, Takahashi T, et al. Prognostic factors for patients with colon or rectal carcinoma treated with resection only. Five-year follow-up report. Cancer. 1996 Aug 1;78(3):403-8.

63. Shepherd NA, Baxter KJ, Love SB. The prognostic importance of peritoneal involvement in colonic cancer: a prospective evaluation. Gastroenterology. 1997 Apr;112(4):1096-102.

64. Chang GJ, Rodriguez-Bigas MA, Skibber JM, Moyer VA. Lymph node evaluation and survival after curative resection of colon cancer: systematic review. J Natl Cancer Inst. 2007 Mar 21;99(6):433-41.

65. Berger AC, Sigurdson ER, LeVoyer T, Hanlon A, Mayer RJ, Macdonald JS, et al. Colon cancer survival is associated with decreasing ratio of metastatic to examined lymph nodes. J Clin Oncol. 2005 Dec 1;23(34):8706-12.

66. Greene F, Page D, ID F, (Eds) ea. AJCC (American Joint Committee on Cancer) Cancer Staging Manual. 6th ed. New York2002.

67. Wittekind C, Compton CC, Greene FL, Sobin LH. TNM residual tumor classification revisited. Cancer. 2002 May 1;94(9):2511-6.

68. Meredith KL, Hoffe SE, Shibata D. The multidisciplinary management of rectal cancer. Surg Clin North Am. 2009 Feb;89(1):177-215.

69. Wanebo HJ, Rao B, Pinsky CM, Hoffman RG, Stearns M, Schwartz MK, et al. Preoperative carcinoembryonic antigen level as a prognostic indicator in colorectal cancer. N Engl J Med. 1978 Aug 31;299(9):448-51.

70. Wiggers T, Arends JW, Volovics A. Regression analysis of prognostic factors in colorectal cancer after curative resections. Dis Colon Rectum. 1988 Jan;31(1):33-41.

71. Newland RC, Dent OF, Lyttle MN, Chapuis PH, Bokey EL. Pathologic determinants of survival associated with colorectal cancer with lymph node metastases. A multivariate analysis of 579 patients. Cancer. 1994 Apr 15;73(8):2076-82.

72. Nagtegaal ID, Quirke P. What is the role for the circumferential margin in the modern treatment of rectal cancer? J Clin Oncol. 2008 Jan 10;26(2):303-12.

73. Adam IJ, Mohamdee MO, Martin IG, Scott N, Finan PJ, Johnston D, et al. Role of circumferential margin involvement in the local recurrence of rectal cancer. Lancet. 1994 Sep 10;344(8924):707-11.

74. Gosens MJ, Klaassen RA, Tan-Go I, Rutten HJ, Martijn H, van den Brule AJ, et al. Circumferential margin involvement is the crucial prognostic factor after multimodality treatment in patients with locally advanced rectal carcinoma. Clin Cancer Res. 2007 Nov 15;13(22 Pt 1):6617-23.

75. Cohen AM, Tremiterra S, Candela F, Thaler HT, Sigurdson ER. Prognosis of node-positive colon cancer. Cancer. 1991 Apr 1;67(7):1859-61.

76. Hyder JW, Talbott TM, Maycroft TC. A critical review of chemical lymph node clearance and staging of colon and rectal cancer at Ferguson Hospital, 1977 to 1982. Dis Colon Rectum. 1990 Nov;33(11):923-5.

77. Rodriguez-Bigas MA, Maamoun S, Weber TK, Penetrante RB, Blumenson LE, Petrelli NJ. Clinical significance of colorectal cancer: metastases in lymph nodes. Ann Surg Oncol. 1996 Mar;3(2):124-30.

78. Ratto C, Sofo L, Ippoliti M, Merico M, Bossola M, Vecchio FM, et al. Accurate lymph-node detection in colorectal specimens resected for cancer is of prognostic significance. Dis Colon Rectum. 1999 Feb;42(2):143-54; discussion 54-8.

79. Hitchcock CL, Sampsel J, Young DC, Martin EW, Jr., Arnold MW. Limitations with light microscopy in the detection of colorectal cancer cells. Dis Colon Rectum. 1999 Aug;42(8):1046-52.

80. Bilchik AJ, Compton C. Close collaboration between surgeon and pathologist is essential for accurate staging of early colon cancer. Ann Surg. 2007 Jun;245(6):864-6.

81. Herrera-Ornelas L, Justiniano J, Castillo N, Petrelli NJ, Stulc JP, Mittelman A. Metastases in small lymph nodes from colon cancer. Arch Surg. 1987 Nov;122(11):1253-6.

82. Cawthorn SJ, Gibbs NM, Marks CG. Clearance technique for the detection of lymph nodes in colorectal cancer. Br J Surg. 1986 Jan;73(1):58-60.

83. Haboubi N, Abdalla S, Amini S, Clark P, Dougal M, Dube A, et al. The novel combination of fat clearance and immunohistochemistry improves prediction of the outcome of patients with colorectal carcinomas: a preliminary study. Int J Colorectal Dis. 1998;13(2):99-102.

84. Kelder W, Inberg B, Plukker J, Groen H, Baas P, Tiebosch A. Effect of modified Davidson's fixative on examined number of lymph nodes and TNM-stage in colon carcinoma. Eur J Surg Oncol. 2008 May;34(5):525-30.

85. Chen SL, Bilchik AJ. More extensive nodal dissection improves survival for stages I to III of colon cancer: a population-based study. Ann Surg. 2006 Oct;244(4):602-10.

86. Cserni G, Vinh-Hung V, Burzykowski T. Is there a minimum number of lymph nodes that should be histologically assessed for a reliable nodal staging of T3N0M0 colorectal carcinomas? J Surg Oncol. 2002 Oct;81(2):63-9.

87. Cserni G. Pathological evaluation of sentinel lymph nodes. Surg Oncol Clin N Am. 2007 Jan;16(1):17-34.

88. Goldstein NS, Sanford W, Coffey M, Layfield LJ. Lymph node recovery from colorectal resection specimens removed for adenocarcinoma. Trends over time and a recommendation for a minimum number of lymph nodes to be recovered. Am J Clin Pathol. 1996 Aug;106(2):209-16.

89. Scott KW, Grace RH. Detection of lymph node metastases in colorectal carcinoma before and after fat clearance. Br J Surg. 1989 Nov;76(11):1165-7.

90. Wong JH, Severino R, Honnebier MB, Tom P, Namiki TS. Number of nodes examined and staging accuracy in colorectal carcinoma. J Clin Oncol. 1999 Sep;17(9):2896-900.

91. Fielding LP, Arsenault PA, Chapuis PH, Dent O, Gathright B, Hardcastle JD, et al. Clinicopathological staging for colorectal cancer: an International Documentation System (IDS) and an International Comprehensive Anatomical Terminology (ICAT). J Gastroenterol Hepatol. 1991 Jul-Aug;6(4):325-44.

92. Johnson PM, Malatjalian D, Porter GA. Adequacy of nodal harvest in colorectal cancer: a consecutive cohort study. J Gastrointest Surg. 2002 Nov-Dec;6(6):883-88; discussion 9-90.

93. Baxter NN, Virnig DJ, Rothenberger DA, Morris AM, Jessurun J, Virnig BA. Lymph node evaluation in colorectal cancer patients: a population-based study. J Natl Cancer Inst. 2005 Feb 2;97(3):219-25.

94. Andreola S, Leo E, Belli F, Gallino G, Sirizzotti G, Sampietro G. Adenocarcinoma of the lower third of the rectum: metastases in lymph nodes smaller than 5 mm and occult micrometastases; preliminary results on early tumor recurrence. Ann Surg Oncol. 2001 Jun;8(5):413-7.

95. Haboubi NY, Abdalla SA, Amini S, Clark P, Dougal M, Dube A, et al. The novel combination of fat clearance and immunohistochemistry improves prediction of

the outcome of patients with colorectal carcinomas: a preliminary study. Int J Colorectal Dis. 1998;13(2):99-102.

96. Doekhie F, Kuppen P, Peeters K, Mesker W, van Soest R, Morreau H, et al. Prognostic relevance of occult tumour cells in lymph nodes in colorectal cancer. Eur J Surg Oncol. 2006 Apr;32(3):253-8.

97. Oberg A, Stenling R, Tavelin B, Lindmark G. Are lymph node micrometastases of any clinical significance in Dukes Stages A and B colorectal cancer? Dis Colon Rectum. 1998 Oct;41(10):1244-9.

98. Cutait R, Alves V, Lopes L, Cutait D, Borges J, Singer J, et al. Restaging of colorectal cancer based on the identification of lymph node micrometastases through immunoperoxidase staining of CEA and cytokeratins. Dis Colon Rectum. 1991 Oct;34(10):917-20.

99. Turner RR, Ollila DW, Stern S, Giuliano AE. Optimal histopathologic examination of the sentinel lymph node for breast carcinoma staging. Am J Surg Pathol. 1999 Mar;23(3):263-7.

100. Hernanz F, Revuelta S, Redondo C, Madrazo C, Castillo J, Gomez-Fleitas M. Colorectal adenocarcinoma: quality of the assessment of lymph node metastases. Dis Colon Rectum. 1994 Apr;37(4):373-6; discussion 6-7.

101. Jannink I, Fan M, Nagy S, Rayudu G, Dowlatshahi K. Serial sectioning of sentinel nodes in patients with breast cancer: a pilot study. Ann Surg Oncol. 1998 Jun;5(4):310-4.

102. van Wyk Q, Hosie KB, Balsitis M. Histopathological detection of lymph node metastases from colorectal carcinoma. J Clin Pathol. 2000 Sep;53(9):685-7.

103. Calaluce R, Miedema B, Yesus Y. Micrometastasis in colorectal carcinoma: a review. J Surg Oncol. 1998 Mar;67(3):194-202.

104. Hsu SM, Raine L, Fanger H. Use of avidin-biotin-peroxidase complex (ABC) in immunoperoxidase techniques: a comparison between ABC and unlabeled antibody (PAP) procedures. J Histochem Cytochem. 1981 Apr;29(4):577-80.

105. Davidson B, Sams V, Styles J, Deane C, Boulos P. Detection of occult nodal metastases in patients with colorectal carcinoma. Cancer. 1990 Feb;65(4):967-70.

106. Greenson J, Isenhart C, Rice R, Mojzisik C, Houchens D, Martin EJ. Identification of occult micrometastases in pericolic lymph nodes of Duke's B colorectal cancer patients using monoclonal antibodies against cytokeratin and CC49. Correlation with long-term survival. Cancer. 1994 Feb;73(3):563-9.

107. Nakanishi Y, Ochiai A, Yamauchi Y, Moriya Y, Yoshimura K, Hirohashi S. Clinical implications of lymph node micrometastases in patients with colorectal cancers. A case control study. Oncology. 1999 Nov;57(4):276-80.

108. Sasaki M, Watanabe H, Jass JR, Ajioka Y, Kobayashi M, Matsuda K, et al. Occult lymph node metastases detected by cytokeratin immunohistochemistry predict recurrence in "node-negative" colorectal cancer. J Gastroenterol. 1997 Dec;32(6):758-64.

109. Isaka N, Nozue M, Doy M, Fukao K. Prognostic significance of perirectal lymph node micrometastases in Dukes' B rectal carcinoma: an immunohistochemical study by CAM5.2. Clin Cancer Res. 1999 Aug;5(8):2065-8.

110. Clarke G, Ryan E, O'Keane JC, Crowe J, MacMathuna P. The detection of cytokeratins in lymph nodes of Duke's B colorectal cancer subjects predicts a poor outcome. Eur J Gastroenterol Hepatol. 2000 May;12(5):549-52.

111. Yasuda K, Adachi Y, Shiraishi N, Yamaguchi K, Hirabayashi Y, Kitano S. Pattern of lymph node micrometastasis and prognosis of patients with colorectal cancer. Ann Surg Oncol. 2001 May;8(4):300-4.

112. Shimoyama M, Yamazaki T, Suda T, Hatakeyama K. Prognostic significance of lateral lymph node micrometastases in lower rectal cancer: an immunohistochemical study with CAM5.2. Dis Colon Rectum. 2003 Mar;46(3):333-9.

113. Bukholm IR, Bondi J, Wiik P, Nesland JM, Andersen SN, Bakka A, et al. Presence of isolated tumour cells in mesenteric lymph nodes predicts poor prognosis in patients with stage II colon cancer. Eur J Surg Oncol. 2003 Dec;29(10):862-6.

114. Rosenberg R, Friederichs J, Gertler R, Hoos A, Mueller J, Nahrig J, et al. Prognostic evaluation and review of immunohistochemically detected disseminated tumor cells in peritumoral lymph nodes of patients with pN0 colorectal cancer. Int J Colorectal Dis. 2004 Sep;19(5):430-7.

115. Law C, Wright F, Rapanos T, Alzahrani M, Hanna S, Khalifa M, et al. Impact of lymph node retrieval and pathological ultra-staging on the prognosis of stage II colon cancer. J Surg Oncol. 2003 Nov;84(3):120-6.

116. Palma RT, Waisberg J, Bromberg SH, Simao AB, Godoy AC. Micrometastasis in regional lymph nodes of extirpated colorectal carcinoma: immunohistochemical study using anti-cytokeratin antibodies AE1/AE3. Colorectal Dis. 2003 Mar;5(2):164-8.

117. Fisher ER, Colangelo L, Wieand S, Fisher B, Wolmark N. Lack of influence of cytokeratin-positive mini micrometastases in "Negative Node" patients with colorectal cancer: findings from the national surgical adjuvant breast and bowel projects protocols R-01 and C-01. Dis Colon Rectum. 2003 Aug;46(8):1021-5; discussion 5-6.

118. Tschmelitsch J, Klimstra D, Cohen A. Lymph node micrometastases do not predict relapse in stage II colon cancer. Ann Surg Oncol. 2000 Sep;7(8):601-8.

119. Broll R, Schauer V, Schimmelpenning H, Strik M, Woltmann A, Best R, et al. Prognostic relevance of occult tumor cells in lymph nodes of colorectal carcinomas: an immunohistochemical study. Dis Colon Rectum. 1997 Dec;40(12):1465-71.

120. Jeffers MD, O'Dowd GM, Mulcahy H, Stagg M, O'Donoghue DP, Toner M. The prognostic significance of immunohistochemically detected lymph node micrometastases in colorectal carcinoma. J Pathol. 1994 Feb;172(2):183-7.

121. Cutait R, Alves VA, Lopes LC, Cutait DE, Borges JL, Singer J, et al. Restaging of colorectal cancer based on the identification of lymph node micrometastases through immunoperoxidase staining of CEA and cytokeratins. Dis Colon Rectum. 1991 Oct;34(10):917-20.

122. Choi HJ, Choi YY, Hong SH. Incidence and prognostic implications of isolated tumor cells in lymph nodes from patients with Dukes B colorectal carcinoma. Dis Colon Rectum. 2002 Jun;45(6):750-5; discussion5-6.

123. Adell G, Boeryd B, Frånlund B, Sjödahl R, Håkansson L. Occurrence and prognostic importance of micrometastases in regional lymph nodes in Dukes' B colorectal carcinoma: an immunohistochemical study. Eur J Surg. 1996 Aug;162(8):637-42.

124. Noura S, Yamamoto H, Miyake Y, Kim B, Takayama O, Seshimo I, et al. Immunohistochemical assessment of localization and frequency of micrometastases in lymph nodes of colorectal cancer. Clin Cancer Res. 2002 Mar;8(3):759-67.

125. Lacroix J, Doeberitz MK. Technical aspects of minimal residual disease detection in carcinoma patients. Semin Surg Oncol. 2001 Jun;20(4):252-64.

126. Markham, A.F. The polymerase chain reaction: a tool for molecular medicine. In: Latchman e, editor. Basic Molecular and Cell Biology. 3rd ed ed. London: BMJ Publishing Group; 1997. p. 25-41.

127. Hayashi N, Ito I, Yanagisawa A, Kato Y, Nakamori S, Imaoka S, et al. Genetic diagnosis of lymph-node metastasis in colorectal cancer. Lancet. 1995 May;345(8960):1257-9.

128. Thebo JS, Senagore AJ, Reinhold DS, Stapleton SR. Molecular staging of colorectal cancer: K-ras mutation analysis of lymph nodes upstages Dukes B patients. Dis Colon Rectum. 2000 Feb;43(2):155-9; discussion 9-62.

129. Mori M, Mimori K, Inoue H, Barnard G, Tsuji K, Nanbara S, et al. Detection of cancer micrometastases in lymph nodes by reverse transcriptase-polymerase chain reaction. Cancer Res. 1995 Aug;55(15):3417-20.

130. Yun K, Merrie AE, Gunn J, Phillips LV, McCall JL. Keratin 20 is a specific marker of submicroscopic lymph node metastases in colorectal cancer: validation by K-RAS mutations. J Pathol. 2000 May;191(1):21-6.

131. Rosenberg R, Hoos A, Mueller J, Nekarda H. Impact of cytokeratin-20 and carcinoembryonic antigen mRNA detection by RT-PCR in regional lymph nodes of patients with colorectal cancer. Br J Cancer. 2000 Nov;83(10):1323-9.

132. Futamura M, Takagi Y, Koumura H, Kida H, Tanemura H, Shimokawa K, et al. Spread of colorectal cancer micrometastases in regional lymph nodes by reverse transcriptase-polymerase chain reactions for carcinoembryonic antigen and cytokeratin 20. J Surg Oncol. 1998 May;68(1):34-40.

133. Miyake Y, Yamamoto H, Fujiwara Y, Ohue M, Sugita Y, Tomita N, et al. Extensive micrometastases to lymph nodes as a marker for rapid recurrence of colorectal cancer: a study of lymphatic mapping. Clin Cancer Res. 2001 May;7(5):1350-7.

134. Hammarstrom S. The carcinoembryonic antigen (CEA) family: structures, suggested functions and expression in normal and malignant tissues. Semin Cancer Biol. 1999 Apr;9(2):67-81.

135. Liefers G, Cleton-Jansen A, van de Velde C, Hermans J, van Krieken J, Cornelisse C, et al. Micrometastases and survival in stage II colorectal cancer. N Engl J Med. 1998 Jul;339(4):223-8.

136. Cagir B, Gelmann A, Park J, Fava T, Tankelevitch A, Bittner E, et al. Guanylyl cyclase C messenger RNA is a biomarker for recurrent stage II colorectal cancer. Ann Intern Med. 1999 Dec;131(11):805-12.

137. Waldman S, Cagir B, Rakinic J, Fry R, Goldstein S, Isenberg G, et al. Use of guanylyl cyclase C for detecting micrometastases in lymph nodes of patients with colon cancer. Dis Colon Rectum. 1998 Mar;41(3):310-5.

138. Bernini A, Spencer M, Frizelle S, Madoff R, Willmott L, McCormick S, et al. Evidence for colorectal cancer micrometastases using reverse transcriptase-polymerase chain reaction analysis of MUC2 in lymph nodes. Cancer Detect Prev. 2000;24(1):72-9.

139. Higuchi R, Fockler C, Dollinger G, Watson R. Kinetic PCR analysis: real-time monitoring of DNA amplification reactions. Biotechnology (N Y). 1993 Sep;11(9):1026-30.

140. Zippelius A, Kufer P, Honold G, Kollermann MW, Oberneder R, Schlimok G, et al. Limitations of reverse-transcriptase polymerase chain reaction analyses for detection of micrometastatic epithelial cancer cells in bone marrow. J Clin Oncol. 1997 Jul;15(7):2701-8.

141. Schulz S, Hyslop T, Haaf J, Bonaccorso C, Nielsen K, Witek M, et al. A validated quantitative assay to detect occult micrometastases by reverse transcriptase-polymerase chain reaction of guanylyl cyclase C in patients with colorectal cancer. Clin Cancer Res. 2006 Aug;12(15):4545-52.

142. Koyanagi K, Bilchik A, Saha S, Turner R, Wiese D, McCarter M, et al. Prognostic relevance of occult nodal micrometastases and circulating tumor cells in colorectal cancer in a prospective multicenter trial. Clin Cancer Res. 2008 Nov;14(22):7391-6.

143. Iddings D, Ahmad A, Elashoff D, Bilchik A. The prognostic effect of micrometastases in previously staged lymph node negative (N0) colorectal carcinoma: a meta-analysis. Ann Surg Oncol. 2006 Nov;13(11):1386-92.

144. Ratto C, Sofo L, Ippoliti M, Merico M, Doglietto GB, Crucitti F. Prognostic factors in colorectal cancer. Literature review for clinical application. Dis Colon Rectum. 1998 Aug;41(8):1033-49.

145. Efficacy of adjuvant fluorouracil and folinic acid in colon cancer. International Multicentre Pooled Analysis of Colon Cancer Trials (IMPACT) investigators. Lancet. 1995 Apr 15;345(8955):939-44.

146. Petersen VC, Baxter KJ, Love SB, Shepherd NA. Identification of objective pathological prognostic determinants and models of prognosis in Dukes' B colon cancer. Gut. 2002 Jul;51(1):65-9.

147. Cohen AM, Kelsen D, Saltz L, Minsky BD, Nelson H, Farouk R, et al. Adjuvant therapy for colorectal cancer. Curr Probl Surg. 1997 Aug;34(8):601-76.

148. O'Connell JB, Maggard MA, Ko CY. Colon cancer survival rates with the new American Joint Committee on Cancer sixth edition staging. J Natl Cancer Inst. 2004 Oct 6;96(19):1420-5.

149. Figueredo A, Coombes ME, Mukherjee S. Adjuvant therapy for completely resected stage II colon cancer. Cochrane Database Syst Rev. 2008(3):CD005390.

150. Rosen LS, Bilchik AJ, Beart RW, Jr., Benson AB, 3rd, Chang KJ, Compton CC, et al. New approaches to assessing and treating early-stage colon and rectal cancer: summary statement from 2007 Santa Monica Conference. Clin Cancer Res. 2007 Nov 15;13(22 Pt 2):6853s-6s.

151. Goldstein NS. Lymph node recoveries from 2427 pT3 colorectal resection specimens spanning 45 years: recommendations for a minimum number of recovered lymph nodes based on predictive probabilities. Am J Surg Pathol. 2002 Feb;26(2):179-89.

152. Herrera L, Villarreal JR. Incidence of metastases from rectal adenocarcinoma in small lymph nodes detected by a clearing technique. Dis Colon Rectum. 1992 Aug;35(8):783-8.

153. Prabhudesai A, Kumar D. The sentinel lymph node in colorectal cancer - of clinical value? Colorectal Dis. 2002 May;4(3):162-6.

154. Dan A, Saha S, Monson K, Wiese D, Schochet E, Barber K, et al. 1% lymphazurin vs 10% fluorescein for sentinel node mapping in colorectal tumors. Arch Surg. 2004 Nov;139(11):1180-4.

155. Saha S, Monson K, Bilchik A, Beutler T, Dan A, Schochet E, et al. Comparative analysis of nodal upstaging between colon and rectal cancers by sentinel lymph node mapping: a prospective trial. Dis Colon Rectum. 2004 Nov;47(11):1767-72.

156. Messerini L, Cianchi F, Cortesini C, Comin C. Incidence and prognostic significance of occult tumor cells in lymph nodes from patients with stage IIA colorectal carcinoma. Hum Pathol. 2006 Oct;37(10):1259-67.

157. Zheng Y, Tang Y, Zhou Z, Li L, Wang T, Deng Y, et al. Tumor micrometastases in mesorectal lymph nodes and their clinical significance in patients with rectal caner. World J Gastroenterol. 2004 Nov;10(22):3369-73.

158. Gunn J, McCall J, Yun K, Wright P. Detection of micrometastases in colorectal cancer patients by K19 and K20 reverse-transcription polymerase chain reaction. Lab Invest. 1996 Oct;75(4):611-6.

159. Dorudi S, Kinrade E, Marshall N, Feakins R, Williams N, Bustin S. Genetic detection of lymph node micrometastases in patients with colorectal cancer. Br J Surg. 1998 Jan;85(1):98-100.

160. Steinert R, Hantschick M, Vieth M, Gastinger I, Kühnel F, Lippert H, et al. Influence of subclinical tumor spreading on survival after curative surgery for colorectal cancer. Arch Surg. 2008 Feb;143(2):122-8.

161. Cianchi F, Messerini L, Comin C, Boddi V, Perna F, Perigli G, et al. Pathologic determinants of survival after resection of T3N0 (Stage IIA) colorectal cancer: proposal for a new prognostic model. Dis Colon Rectum. 2007 Sep;50(9):1332-41.

162. Zippelius A, Pantel K. RT-PCR-based detection of occult disseminated tumor cells in peripheral blood and bone marrow of patients with solid tumors. An overview. Ann N Y Acad Sci. 2000 Apr;906:110-23.

163. Bostick PJ, Chatterjee S, Chi DD, Huynh KT, Giuliano AE, Cote R, et al. Limitations of specific reverse-transcriptase polymerase chain reaction markers in the detection of metastases in the lymph nodes and blood of breast cancer patients. J Clin Oncol. 1998 Aug;16(8):2632-40.

164. Rosenberg R, Hoos A, Mueller J, Baier P, Stricker D, Werner M, et al. Prognostic significance of cytokeratin-20 reverse transcriptase polymerase chain reaction in lymph nodes of node-negative colorectal cancer patients. J Clin Oncol. 2002 Feb 15;20(4):1049-55.

165. Merrie AE, van Rij AM, Dennett ER, Phillips LV, Yun K, McCall JL. Prognostic significance of occult metastases in colon cancer. Dis Colon Rectum. 2003 Feb;46(2):221-31.

166. Mainprize KS, Kulacoglu H, Hewavisinthe J, Savage A, Mortensen N, Warren BF. How many lymph nodes to stage colorectal carcinoma? J Clin Pathol. 1998 Feb;51(2):165-6.

167. Ahnen DM, FA. Epidemiology and risk factors for colorectal cancer. Update. [recurso electrónico]. 2008.

168. Adell G, Boeryd B, Franlund B, Sjodahl R, Hakansson L. Occurrence and prognostic importance of micrometastases in regional lymph nodes in Dukes' B colorectal carcinoma: an immunohistochemical study. Eur J Surg. 1996 Aug;162(8):637-42.

169. Noura S, Yamamoto H, Ohnishi T, Masuda N, Matsumoto T, Takayama O, et al. Comparative detection of lymph node micrometastases of stage II colorectal cancer by reverse transcriptase polymerase chain reaction and immunohistochemistry. J Clin Oncol. 2002 Oct;20(20):4232-41.

170. Jacobson BM, B.; Farraye FA. Surveillance after colorectal cancer resection. update. [recurso electrónico]. 2008.

171. Jeffery GM, Hickey BE, Hider P. Follow-up strategies for patients treated for non-metastatic colorectal cancer. Cochrane Database Syst Rev. 2002(1):CD002200.

172. Renehan AG, Egger M, Saunders MP, O'Dwyer ST. Impact on survival of intensive follow up after curative resection for colorectal cancer: systematic review and meta-analysis of randomised trials. BMJ. 2002 Apr 6;324(7341):813.

173. Desch CE, Benson AB, 3rd, Somerfield MR, Flynn PJ, Krause C, Loprinzi CL, et al. Colorectal cancer surveillance: 2005 update of an American Society of Clinical Oncology practice guideline. J Clin Oncol. 2006 Nov 20;24(33):1224.

174. Xu X, Roberts SA, Pasha TL, Zhang PJ. Undesirable cytokeratin immunoreactivity of native nonepithelial cells in sentinel lymph nodes from patients with breast carcinoma. Arch Pathol Lab Med. 2000 Sep;124(9):1310-3.

175. McGuckin M, Wright R, McKenzie I, Ward B. Demonstration of two ovarian tumor-associated antigens in primary and metastatic breast, gastric, and colonic tumors. Am J Clin Pathol. 1990 Aug;94(2):137-41.

176. Fisher E, Colangelo L, Wieand S, Fisher B, Wolmark N. Lack of influence of cytokeratin-positive mini micrometastases in "Negative Node" patients with colorectal cancer: findings from the national surgical adjuvant breast and bowel projects protocols R-01 and C-01. Dis Colon Rectum. 2003 Aug;46(8):1021-5; discussion 5-6.

177. Mesker WE, Torrenga H, Sloos WC, Vrolijk H, Tollenaar RA, de Bruin PC, et al. Supervised automated microscopy increases sensitivity and efficiency of detection of sentinel node micrometastases in patients with breast cancer. J Clin Pathol. 2004 Sep;57(9):960-4.

178. Tsavellas G, Huang A, Allen-Mersh T. Does sentinel lymph node biopsy have a role in colorectal cancer? Colorectal Dis. 2002 May;4(3):158-61.

179. Andreyev HJ, Norman AR, Cunningham D, Oates JR, Clarke PA. Kirsten ras mutations in patients with colorectal cancer: the multicenter "RASCAL" study. J Natl Cancer Inst. 1998 May 6;90(9):675-84.

180. Lassmann S, Bauer M, Rosenberg R, Nekarda H, Soong R, Ruger R, et al. Identification of occult tumor cells in node negative lymph nodes of colorectal cancer patients by cytokeratin 20 gene and protein expression. Int J Colorectal Dis. 2004 Mar;19(2):87-94.

181. Bustin SA, Siddiqi S, Ahmed S, Hands R, Dorudi S. Quantification of cytokeratin 20, carcinoembryonic antigen and guanylyl cyclase C mRNA levels in lymph nodes may not predict treatment failure in colorectal cancer patients. Int J Cancer. 2004 Jan 20;108(3):412-7.

182. Ho S, Hyslop A, Albrecht R, Jacobson A, Spencer M, Rothenberger D, et al. Quantification of colorectal cancer micrometastases in lymph nodes by nested and real-time reverse transcriptase-PCR analysis for carcinoembryonic antigen. Clin Cancer Res. 2004 Sep;10(17):5777-84.

183. Sanchez-Cespedes M, Esteller M, Hibi K, Cope FO, Westra WH, Piantadosi S, et al. Molecular detection of neoplastic cells in lymph nodes of metastatic colorectal cancer patients predicts recurrence. Clin Cancer Res. 1999 Sep;5(9):2450-4.

## RECURSOS ONLINE CONSULTADOS

http://seer.cancer.gov/csr/1975_2005/

http://seer.cancer.gov/statfacts/html/colorect.html

http://www.biorom.uma.es/contenido/Glosario/N.html

http://www.angelfire.com/sk/thesishelp/citaredoc.html

http://www.hrc.es/bioest/validez_4.html

http://www.uptodateonline.com/

# ÍNDICE DE TABLAS

# ÍNDICE DE FIGURAS

FSC
www.fsc.org
MIX
Papier | Fördert
gute Waldnutzung
FSC® C083411

Kolibri 360 GmbH
Ferdinand-Jühlke-Straße 7
99095 Erfurt, Deutschland
produktsicherheit@kolibri360.de

Druck:
CPI Druckdienstleistungen GmbH
im Auftrag der
Kolibri 360 GmbH
Ferdinand-Jühlke-Str. 7
99095 Erfurt